JEJUM INTERMITENTE

Dieta 5:2 Com Receitas De Baixa Caloria Para Um
Estilo De Vida Saudável

(Dieta 5:2 Para A Perda De Peso De Forma Rápida
E Natural)

Tim Darr

Traduzido por Daniel Heath

Tim Darr

Jejum Intermitente: Dieta 5:2 Com Receitas De Baixa Caloria
Para Um Estilo De Vida Saudável (Dieta 5:2 Para A Perda De
Peso De Forma Rápida E Natural)

ISBN 978-1-989853-06-1

Termos e Condições

De modo nenhum é permitido reproduzir, duplicar ou até mesmo transmitir qualquer parte deste documento em meios eletrônicos ou impressos. A gravação desta publicação é estritamente proibida e qualquer armazenamento deste documento não é permitido, a menos que haja permissão por escrito do editor. Todos os direitos são reservados.

As informações fornecidas neste documento são declaradas verdadeiras e consistentes, na medida em que qualquer responsabilidade, em termos de desatenção ou de outra forma, por qualquer uso ou abuso de quaisquer políticas, processos ou instruções contidas, é de responsabilidade exclusiva e pessoal do leitor destinatário. Sob nenhuma circunstância qualquer, responsabilidade legal ou culpa será imposta ao editor por qualquer reparação, dano ou perda monetária devida às informações aqui contidas, direta ou indiretamente. Os respectivos autores são proprietários de todos os direitos autorais não detidos pelo editor.

Aviso Legal:

Este livro é protegido por direitos autorais. Ele é designado exclusivamente para uso pessoal. Você não pode alterar, distribuir, vender, usar, citar ou parafrasear qualquer parte ou o conteúdo deste ebook sem o consentimento do autor ou proprietário dos direitos autorais. Ações legais poderão ser tomadas caso isso seja violado.

Termos de Responsabilidade:

Observe também que as informações contidas neste documento são apenas para fins educacionais e de entretenimento. Todo esforço foi feito para fornecer informações completas precisas, atualizadas e confiáveis. Nenhuma garantia de qualquer tipo é expressa ou mesmo implícita. Os leitores reconhecem que o autor não está envolvido na prestação de aconselhamento jurídico, financeiro, médico ou profissional.

Ao ler este documento, o leitor concorda que sob nenhuma circunstância somos

Índice

Parte 1

Introdução:

Perder peso é difícil para todos nós. Talvez você tenha tentado muitas dietas e finalmente tropeçou na dieta 5:2 e pensei que você irá experimentá-lo. Essas são ótimas notícias! Você pode perder muito peso na dieta 5:2, desde que conheça as chaves. E este livro está aqui para ajudar. Ao aprender o máximo que puder sobre a dieta quando você começar ou quando tiver algumas dificuldades, você aprenderá a superar as dificuldades que muitos que fazem dieta enfrentam. Conhecendo os segredos, as fraudes, por assim dizer, da dieta 5:2, você terá uma chance muito maior de sucesso no 5:2. Este livro está aqui para ajudar.

O livro que você tem em mãos inclui uma introdução à dieta 5:2, um plano de refeições para o primeiro mês, um guia para exercícios, maneiras de modificar o 5:2 para atender às suas necessidades pessoais e muitas receitas para usar em dias de jejum e dias que na tem jejum.

Com estas ferramentas na mão, você terá tudo o que precisa para conquistar a dieta 5:2 e perder o peso que sonha, tudo com o mínimo de esforço.

No final deste livro, você terá todas as ferramentas necessárias para o sucesso! Então vamos começar.

CAPÍTULO 1: O QUE É JEJUM INTERMITENTE

O 5:2 é mais como um horário de comer ou um plano de jejum em comparação com outros tipos de dietas extenuantes. O programa é baseado na prática que é chamada de jejum intermitente, onde você limita a ingestão de alimentos em 2 dias durante a semana.

Em vez de observar constantemente o que você come e ficar contando calorias toda vez que você coloca algo em sua boca, você come o que você quer nos 5 dias ao longo da semana. Nos outros dois dias, você consumirá apenas uma porção muito menor de calorias. Isso é mais fácil para muitas pessoas seguirem, em vez de escolher um plano aonde cada refeição você tem o trabalho de ficar sempre calculando o que come.

A dieta permite que você coma os alimentos que você gosta durante seus 5 dias de consumo normal de alimentos e em seguida você está restrito a uma quantidade específica de calorias nos outros 2 dias. Você vai determinar quantas calorias você pode ingerir em seus 2 dias de dieta com base em seu sexo, altura, peso, IMC, TMB e outros fatores. Como a maioria das pessoas tem coisas diferentes acontecendo ao longo da semana, você pode escolher em quais dias deseja jejuar com antecedência ou alterar os dias em que jejua se algo acontecer. Para a maioria das pessoas, essa média é de cerca de 500 a 600 calorias por dia em dias de jejum.

Dr. Michael Mosley, o fundador do plano de dieta 5:2, criou o plano para oferecer um estilo de vida saudável para todos. Ele começou a melhorar a qualidade e a duração da vida das pessoas, sem ter que sacrificar o prazer e os alimentos que eles adoram. Nesta dieta, planeje que você pode comer aquela sobremesa em uma festa de aniversário nos dias em que não estiver jejuando e você pode ter aquele deleite que embalou no seu almoço, se você quiser. Você pode até mesmo pensar em que bebida alcoólica ou açucarada que você deseja, sem ter que se preocupar, contar pontos, ou sem destruir o seu plano de dieta.

Você não precisa fazer check-incom um personaltrainer todos os dias para relatar seus treinos físicos ou o que comeu, e você não está constantemente medindo e pesando para ver se você queimou calorias suficientes no ginásio. Em vez disso, você está ajudando seu corpo a perder gordura jejuando apenas 2 dias por semana em seu próprio tempo e você está usando os outros dias para comer sem estresse. Esta é uma das dietas mais fáceis que você pode experimentar.

Entender a ciência do jejum intermitente é um pouco mais difícil. Quando você come a comida, o seu corpo vai tirar a glicose e o glicogênio do alimento que você consome para usá-lo como combustível. É assim que você obtém energia. O seu corpo usa esse combustível para funcionar através de atividades normais. O corpo também armazena gordura e calorias dos alimentos. O jejum permite que você queime a gordura ou as calorias armazenadas, em vez de usar o alimento que você consumiria se não estivesse em jejum.

Enquanto você jejua e seus níveis de glicose no sangue e glicogênio no fígado diminuem, seu corpo vai começar a queimar sua gordura corporal que o corpo armazenou, ajudando-o a emagrecer e baixar seu índice de massa corporal. O jejum dá ao seu corpo a chance de a usar a gordura que já está lá, em vez de sempre usar a glicose e o glicogênio que você acabou de consumir.

Esta dieta obriga seu corpo a usar o combustível que seu corpo acumulou nos dias em que você está jejuando, sendo que pelo fato de você estar apenas em jejum 2 dias por semana, você não precisa se preocupar com a fome ou colocar seu corpo em "modo de fome". Quando seu corpo entra em modo de fome, ele armazena tudo em vez de queimá-lo, mas isso não é uma preocupação com a dieta 5:2.

É por isso que é importante apenas jejuar dois dias ao longo da semana, em vez de tentar fazer mais do que isso. Você não quer que seu corpo entre em modo de fome. Uma dos pontos importante das dietas é saber que, quando você está em jejum, um dia de jejum não é de 24 horas, mas 36 horas porque você está dormindo por 12 horas ou mais.

Se você está jejuando em uma segunda-feira e você começa às 8 da manhã, você vai ter terminar esse período na terça-feira às 13 horas. É crucial lembrar-se disso ao agendar seus dias de jejum, para verificar sua agenda e o que está acontecendo.

Demora cerca de duas semanas para o corpo se ajustar a esse tipo de cronograma, mas você verá os resultados à medida que seu corpo se ajusta. A dieta funciona mais rapidamente para alguns, dependendo de quais outras mudanças de estilo de vida são feitas e quanto peso a pessoa tem a perder, para começar.

Existem alguns cálculos que você deseja fazer para saber quantas calorias você deve consumir por dia para manter seu peso atual. Você quer saber seu IMC, seu índice de massa corporal. Existem calculadoras de IMC disponíveis em diversos sites e principalmente em sites de saúde. Você precisará inserir sua altura, peso, sexo e idade para obter o melhor cálculo. Aquelas que estão grávidas, com menos de um metro e meio ou incrivelmente musculosos podem não obter uma leitura precisa com uma calculadora de IMC.

Em seguida, você determinará qual é o seu BMR e TDEE

Sua taxa metabólica basal (TMB), o que você queima quando não está fazendo nada, mostrará qual deve ser sua ingestão de calorias para manter seu peso em seu peso atual. Em seguida, você descobrirá qual deve ser sua ingestão de calorias para manter seu peso atual se já estiver se exercitando.

Seu gasto energético diário total (TDEE) é o número de calorias queimadas durante o dia com exercícios e é um número importante a ser calculado para essa dieta. A calculadora levará em consideração seu IMC e seu nível de atividade ao longo do dia.

Quanto mais calorias você queimar mais você pode comer e desfrutar para manter o seu peso atual. Depois de conhecer sua ingestão calórica para manter o seu peso, você pode começar a planejar suas refeições e a ingestão calórica diária.

Em dias de jejum, um homem geralmente deve comer apenas 600 calorias e uma mulher deve comer 500. Isso lhe dá espaço suficiente para ter uma refeição maior ou para ter algumas refeições menores ao longo do dia. Pelo fato de você poder comer durante o dia, isso faz com que a ideia de jejum seja mais fácil para a maioria das pessoas.

Agora que você tem o básico da dieta 5:2, você está pronto para começar. Entãovamosmergulhar!

CAPÍTULO 2: 10 MUDANÇAS PODEROSAS PARA GARANTIR SUCESSO 5:2

Os erros simples, mas cruciais, que você pode inadvertidamente estar fazendo que possam estar sabotando sua perda de peso

As pessoas ficam animadas quando ouvem que podem comer o que quiserem cinco dias por semana e perder peso, mas isso não lhe dá permissão para comer de forma exagerada! A perda de peso é tão simples quanto consumir menos calorias do que seu corpo precisa o que faz com que ele use as reservas que você tem nas células adiposas para obter energia. Se você comer menos do que precisa, perderá peso.

No entanto, pode ser muito fácil exagerar na dieta 5:2. Porque você não está contando calorias cinco dias por semana, pode ser muito fácil comer muito mais do que você pensa que come. Por causa disso, algumas pessoas escolhem manter uma contagem de calorias nos dias em que não jejuam ou, pelo menos, limitam o tamanho das porções. Por exemplo, quando você entra em um restaurante, recebe uma porção que tem o dobro do tamanho de 30 anos atrás e provavelmente come tudo. Por ser consciente ou proporcional que come um tamanho normal da porção (o que pode ser considerado pequeno hoje em dia), você aumenta suas chances de sucesso. Assim, no nosso exemplo de restaurante, peça que a metade da refeição seja posta em uma caixa para viagem antes de começar a comer.

Na dieta 5:2, você não precisa contar e medir todas as calorias. Mas é importante ter uma ideia de quanto você come. Se você não está perdendo peso, mas está indo bem nos dias de jejum, pode estar comendo demais nos dias sem jejum. Esteja consciente disso.

A outra maneira de evitar comer demais em dias sem jejum é planejar suas refeições. Isso funciona muito bem para os dias de jejum, pois ao ter sua comida escolhida e possivelmente até preparada antecipadamente, torna se mais fácil de lidar com a parte de não comer tanto. Sendo que você também poderá tentar essa estratégia em dias sem jejum. Se você tem um plano de refeições, faz a sua comida em casa, e muitos até mesmo passam um dia cozinhando e preparando as coisas, você será capaz de gerenciar sua comida durante toda a semana sem quaisquer problemas.

Como acelerar quase que magicamente a sua perda de peso com mudanças pequenas, mas poderosas na dieta rápida padrão 5:2

Se você quer perder peso mais rápido ou seus esforços de perda de peso pararam, aqui estão algumas coisas que você muda ou adiciona à dieta 5:2 para acelerar sua perda de peso. Existem maneiras de modificar uma dieta de jejum intermitente para diferentes necessidades, e aqui está como.

Primeiro, siga a dieta com dias de jejum e não jejum, mas faça jejum em dias alternados. Isso significa que você perde as calorias um dia, come normalmente no próximo e vai e volta. A cada dois dias, coma a contagem de calorias destinada aos seus dias de jejum e troque-os por refeições normais. As pessoas relataram perda de peso de cerca de 2 quilos por semana fazendo isso.

Em segundo lugar, examine as calorias que você bebe em dias sem jejum. Café com leite, vitaminas, sucos e outras bebidas estão cheios de calorias que você nem pensa. Tente trocar alguns destes e adicione mais chá, água e café à sua dieta. Cortar completamente o suco de frutas e comer frutas pode economizar cerca de metade das calorias e você estará recebendo mais fibras em sua dieta ao fazer isso.

Em terceiro lugar, mova-se um pouco. Você pode não estar interessado em exercícios intensos, mas qualquer tipo de movimento irá ajudá-lo a perder peso. Por exemplo, obter 10.000 passos por dia acelera a perda de peso, assim como subir e descer escadas em vez de usar um elevador. Levante-se e mova-se durante os intervalos comerciais, faça uma caminhada diária, estacione mais longe ou adicione outro hábito ao seu dia que o fará se mexer. Todo pouquinho ajuda, e isso pode fazer uma enorme diferença.

Quarto mantenha um diário alimentar por uma semana e veja o que você realmente está comendo. Quando você descobre algumas das contagens de calorias para seus alimentos, você pode estar pronto para soltá-los muito rapidamente. Apenas ajustar pequenas coisas nos dias de não jejum, como mudar de vegetais ricos em amido para produtos mais saudáveis, pode fazer uma grande diferença.

Por último, durma o suficiente! A privação do sono causa ganho de peso e aumenta a chance de você se alimentar por motivos emocionais, como irritabilidade e depressão. Sete a oito horas de sono são recomendadas para a maioria dos adultos. Se você está dormindo menos do que isso, você está sabotando seus esforços de perda de peso.

- Todos os outros tipos de jejum intermitente, como 16:8, 19:5 e jejumde 24 horas

A dieta 5:2 não é o único plano de jejum seguido pelas pessoas. Existem outros tipos de jejum intermitente que você pode tentar. Por exemplo, algumas pessoas optam por jejuar 16 horas por dia e comer pelas outras 8. Durante os períodos de jejum, você não come nada. Você pode beber água, café, adoçantes artificiais, bebidas dietéticas e chicletes sem açúcar. Muitas pessoas optam por jejuar durante a noite e a manhã. Elas comem cerca de 6 horas depois de acordarem. A coisa boa sobre este tipo de jejum é que você pode comer todos os dias e você pode adaptar o tempo de jejum para se adequar ao seu estilo de vida. Por exemplo, eu tenho que comer de manhã, mas frequentemente não quero comer à noite. Eu poderia adaptar o programa para comer das 6 da manhã às 2 da tarde, depois para a noite e a noite.

A dieta 19:5 é semelhante ao 16:8, exceto 19 horas de jejum e 5 horas para comer. A maioria das pessoas considera isso como uma grande refeição e alguns lanches durante as cinco horas permitidas para comer. Algumas pessoas descobriram que fazem melhor às 19:5 do que às 5:2 ou às 16:8. Se tudo é uma questão de fazer o que é melhor e mais fácil para você e seu corpo.

A dieta 5:2 é conhecida pelo seu ciclo de jejum de 36 horas, o que significa que você consome apenas cerca de 500 calorias do jantar uma noite até a manhã do dia seguinte (jejum do domingo após o jantar até a manhã de terça-feira, por exemplo). Outras pessoas podem optar por fazer um jejum de 24 horas em vez das 36 recomendadas nesta dieta. As pessoas que seguem essa rotina fazem isso de um a dois dias por semana. Como a dieta 16:8 acima, não há nada consumido durante este período, exceto para bebidas sem calorias.

A chave para essas abordagens alternativas é que as pessoas

experimentam o jejum de modo a encontrar o que funciona melhor para elas e que elas podem seguir. Pode valer a pena experimentar essas diferentes abordagens se você está lutando com a dieta 5:2.

Tudo sobre comer nas janelas e como estas são muitas das vezes a chave que faltava para a perda de peso bem sucedida

Como discutido acima, comer apenas em uma janela de tempo específica (como as últimas 8 horas do dia) pode ajudar a perder peso. Estudos têm mostrado que os ratos que são autorizados a comer a qualquer hora do dia ou da noite têm uma maior chance de serem obesos, em comparação com os ratos que são restritos em seus tempos para comer. Geralmente, eles absorvem muitas calorias. Então pense em você mesmo. Se você puder comer quando quiser, provavelmente fará. Aquele lanche da meia-noite ou aquela tarde estimulante acrescentam calorias à sua dieta e gordura em seu corpo. Mas, se você restringir sua alimãontação a um determinado período de tempo, você não comerá tantas calorias e perderá peso. Mesmo que você não mude a dieta 5:2 para outros, como o 16:8, você ainda pode se alimentar comendo nas janelas ao longo do dia. Por exemplo, prefiro não comer depois do jantar. Uma vez que o jantar é feito, terminou. Eu sou feito para comer durante o dia. Dessa forma, evito lanches sem sentido na frente da TV. Você pode fazer com que as janelas sejam incorporadas na sua agenda para controlar quando você comer. Isso naturalmente ajudará você a controlar o quanto também.

Como criar combinações de jejum intermitentes que permitirão que você perca peso mais rapidamente, mesmo que não tenha funcionado antes

É tudo sobre ouvir o seu corpo e seus ritmos. No meu exemplo acima, sei que estou faminto durante as primeiras horas da manhã, por isso planejo a maior parte da minha alimãontação naquele momento. Eu limito comer depois do jantar e eu tento ficar com três refeições e um lanche durante o dia. Isso me ajudou a perder peso. Você pode fazer esse tipo de concessão na dieta 5:2 ou em qualquer combinação de jejum intermitente. O mais importante é ouvir o seu corpo e os sinais que ele diz. Se você tentar ir contra o que você está mais confortável, ficar com a dieta escolhida será uma luta.

Estratégias para ajudá-lo a lidar com a fome, perder peso e se sentir bem enquanto faz isso

O problema da fome é que percebemos isso. Nós damos àqueles roncos em nosso estômago muito controle sobre nossos comportamentos. Nós fomos ensinados que uma pequena pontada de fome significa que devemos nos alimentar, ou correr o risco de morrer de fome! Claro, isso é completamente falso, e uma vez que você entenda a fome um pouco melhor, você pode lidar com isso.

Sinais de fome no corpo vêm e vão. Se você esperar alguns minutos, ele irá embora. Muitas pessoas lidam com a fome ficando oxícara de cháadas. Se você tem algo a fazer, você está menos preoxícara de cháado com esses sentimentos ou pode nem notá-los. É importante encontrar algo para fazer nos dias de jejum que o manterão engajado e fora da cozinha. Assistir a um seriado na Netflix ou ficar sentado provavelmente não ajudará na situação.

A outra coisa que você pode fazer é beber. Muitas pessoas que experimentam dores de fome estão realmente com sede e estão andando desidratadas. Beber água ou outra bebida sem caloria pode aliviar a fome e distraí-lo deles. O líquido encherá seu estômago, fazendo com que eles parem por um tempo. O chá tem sido mostrado para aliviar os sentimentos de fome, então fazer uma xícara de chá também pode ser útil.

Como lidar com possíveis efeitos colaterais, como dores de cabeça, constipação e insônia

Se você tiver dores de cabeça durante o jejum, a maioria das pessoas recomenda que você tome uma medicação de venda livre para lidar com elas. Especialmente a princípio, quando você está se acomodando primeiro ao jejum, seu corpo vai lutar contra as mudanças no nível de açúcar no sangue. Tomar uma medicação para a dor durante o jejum pode ajudá-lo a lidar até você se acostumar com isso.

Muitas pessoas também relatam algumas náuseas, especialmente no dia 1 após o jejum. Isso ocorre porque muitas pessoas vão comer muito depois de sair do jejum e seu estômago não está pronto para essa quantidade de comida. Quebrar o jejum lentamente e ouvir o seu corpo será muito útil.

Se a constipação (problemas de ir ao banheiro) é um problema para você, certifique-se de comer alimentos ricos em fibras suficientes. Seu corpo está em processo de adaptação a uma nova maneira de comer, e algumas pessoas enfrentam constipação. Comer bastante fibra, mesmo em dias de jejum, ajudará a manter as coisas fluindo. Além disso, beber água em abundância ajudará as coisas a fluir com mais regularidade.

Boca seca é outra queixa e ficar hidratado vai eliminar esse problema. Mantenha uma garrafa de água ou uma bebida com você em todos os momentos enquanto estiver em seus dias de jejum, para ter certeza de buscar uma bebida em vez de um lanche.

Os calafrios e a sensação de frio podem estar associados ao jejum. Vestindo uma camada extra de roupa ou exercício será benéfico com este sintoma de jejum. Você pode até querer desligar o seu ar-condicionado ou aumentar o calor durante os dias em que você jejua para evitar desconforto.

Se você está lidando com insônia como resultado do jejum, o exercício antes de dormir pode ajudar, assim como a adição de suplementos como a melatonina.

Algumas pessoas se sentem distraídas quando estão em jejum. Se você tem uma mente nebulosa, levante-se e ande pelo escritório ou tome um pouco de ar fresco e volte ao que você está fazendo.

Se em algum momento você sentir que vai desmaiar ou que há algo incrivelmente errado está ocorrendo enquanto estiver jejuando, tente comer algo com muita proteína e água, e ligue para o consultório do seu médico. Você pode ter uma condição ruim de saúde que você não está ciente.

Tudo sobre a psicologia do jejum: como administrar o tédio, a irritabilidade e os desejos e ficar otimista e positivo enquanto jejua

Manter-se ocupado com tarefas interessantes ou envolventes é a melhor maneira de lidar com os problemas do jejum. Se você tem planos para os seus dias de jejum, como trabalhar no jardim, sair com amigos, fazer tarefas domésticas ou visitar um museu, é menos provável que você pense em comida. Engajar-se em um hobby que você ama mantém você otimista e não pensa em comida. Você pode até mesmo cuidar de tarefas de trabalho com as quais você não lidou ou que estão se acumulando. Tem sido demonstrado que quanto mais ocupado você ficar, mais fácil será seu jejum.

O exercício é outra maneira de manter sua mente fora da vontade comer. Um passeio rápido ou uma caminhada na floresta é calmante e tranquilizador e pode realmente reduzir os sentimentos de fome que você tem. Jogue uma pequena bola de basquete ou vá ao parque e jogue Frisbee com seus amigos. Engajar-se em um esporte irá mantê-lo mais feliz.

Outra maneira de lidar com a fome é meditar. Uma boa prática de meditação ensina como lidar com sentimentos e emoções difíceis sem sentir a necessidade de ceder a eles. Se você começar uma prática regular de meditação, aprenderá a abandonar a necessidade de comer, tornando mais fácil para você aceitar e seguir em frente com esses sentimentos de fome.

Por último, controle a ingestão das suas calorias em intervalos que fazem sentido para você. Se você sabe que sempre se sente mais faminto às 10h da manhã, por exemplo, coma um pequeno lanche pronto para lidar com esses sentimentos. Ao planejar os lanches que você come e mantê-los como parte de sua contagem diária de calorias, você pode gerenciar a fome e lidar com os momentos mais difíceis.

Como planejar e lidar com seu primeiro jejum

Seu primeiro dia de jejum provavelmente será o mais difícil. Você não sabe o que esperar, mas com algumas ações simples, você pode estar preparado para isso.

Primeiro, planeje suas refeições com antecedência. Quando você sabe exatamente o que vai comer e quando, terá algo pelo que esperar. Faça a comida antes do tempo, se possível, para limitar sua necessidade de estar na cozinha. Se sua tarefa será pegar a comida, será muito mais fácil para você.

Em segundo lugar, certifique-se de ter muitos lanches de baixa caloria na mão. Frutas e vegetais são geralmente bons quando se faz a dieta 5:2, especialmente aqueles que são de baixa caloria. Se você sentir a necessidade de mastigar durante o dia, algumas uvas ou aipo são uma boa opção.

Em terceiro lugar, beba muito líquido. Muitas pessoas acham que beber pode evitar as dores da fome. Claro, isso significa bebidas sem calorias, como água (mesmo água com sabor), café preto e chá.

Por último, faça outras coisas. Encontre maneiras de ocupar seu tempo nos dias de jejum para não pensar em comida. Passe tempo com amigos e saia da casa e longe da TV. Sentar e fazer uma maratona Netflix pode fazer com que você queira mastigar sem pensar. Se você faz algo que você não associa com comer, você vai passar o tempo e nem sequer pensar em estar com fome.

Perda de peso - dicas e truques para tornar o jejum intermitente mais fácil e mais eficaz

Beba antes de comer. Se você sentir fome, tente beber, mesmo em dias sem jejum, para garantir que a desidratação não seja o problema.

Substitua alimentos ricos em gordura, alimentos processados com alimentos com baixo teor de gordura e alimentos frescos. A maioria dos itens que entram em caixas no supermercado tem muita gordura e açúcar. Escolher os produtos das prateleiras do supermercado (carnes frescas, frutas e laticínios) é a melhor maneira de comprar.

Cortar bebidas açucaradas ou bebidas de alto teor calórico em seus dias de não jejum. Uma troca simples de um café comum em vez de um café com leite ou um copo de água para o suco pode economizar muitas calorias.

Exercite-se diariamente, mesmo que seja apenas dar um passeio à noite. Não precisa ser intenso para ser útil. Toda vez que você está se movendo, você queima mais calorias.

Evite os sacos de biscoito, ou, se você gosta muito de biscoitos para distribuí-las, meça as suas porções. Nunca coma nada direto da sacola. Dessa forma, você controla o tamanho da porção. Você não precisa desistir da sua comida favorita, apenas coma de forma consciente e com moderação.

Encha metade do prato com legumes, um quarto com proteína magra e um quarto com carboidratos.

Bônus: Como tornar a coisa toda tão simples que você realmente começa a desfrutar de uma dieta rápida

Depois de ter um plano, temos que cumpri-lo. Ao planejar antes de começar a jejuar, você pode ter tudo pronto. Faça um plano de refeições para seus dias de jejum e não jejum planejando as suas refeições e até mesmo prepare as coisas com antecedência. Isso irá ajudá-lo a simplesmente pegar e ir em dias quando você está ocupado ou quando a fome pode servir para sabotar você. Ao se preparar antecipadamente para certos problemas que você sabe que você pode ter, você pode facilmente lidar com eles. Não será uma luta.

CAPÍTULO 3: EXERCÍCIO NA DIETA RÁPIDA 5:2

Uma das coisas que muitas pessoas se queixam durante a dieta é que não é apenas sobre o que você come, mas também sobre como você se move. A dieta 5:2 não é exceção. A pesquisa científica provou que a perda de peso é muito mais rápida e mais fácil quando uma pessoa se exercita.

O exercício é importante para qualquer esforço de perda de peso, e isso também é verdade para a dieta 5:2. E isso é verdade tanto em dias de jejum como dias de jejum. Em dias sem jejum, o exercício é um requisito. É quando algum exercício vigoroso deve ocorrer. Se você gosta de correr, faça isso nesses dias. Se você faz um treinamento pesado de força, este também é o melhor momento para fazê-lo. Você terá a energia para cuidar dos negócios e realizar o trabalho pesado que precise ser feito.

Mas onde isso deixa os dias de jejum? Você ainda pode se exercitar nesses dias, embora algumas pessoas tenham descoberto que a falta de nutrientes torna isso mais difícil. Atividade mais leve como ir passear, são mais apropriadas para os dias de jejum. O importante é que você ainda se move. O movimento ajuda a queimar mais calorias. Estudos mostraram que o exercício em dias de jejum pode levar a mais perda de peso do que se você não se exercitasse. A chave aqui, porém, é avaliar o que você pode fazer.

Diferentes pessoas têm diferentes reações ao exercício em jejum. Certifique-se de entender como seu corpo vai reagir ao exercício nos dias em que sua ingestão de calorias é limitada. Se você pode ir um pouco mais e isso não te incomodar, vá em frente. Algumas pessoas podem fazer atividades extenuantes, mesmo em dias de jejum e algumas pessoas não podem. Comece devagar e vá subindo para ver como reage a uma atividade mais intensa. Mas saiba que uma caminhada rápida valerá a pena para você nesses dias, mesmo que você ache que não pode mais fazer isso.

É importante notar aqui que você não deve aumentar sua ingestão de alimentos apenas porque você se exercita. Outros planos de dieta podem permitir que você coma as calorias que você queima no exercício, mas isso não é assim na dieta 5:2. Portanto, mesmo se você se exercitar em dias de jejum, ainda estará limitado às 500 calorias. Ao comer suas calorias de exercício, você só vai atrapalhar seus esforços de perda de peso.

CAPÍTULO 4: OUTROS BENEFÍCIOS À SAÚDE DA DIETA RÁPIDA 5:2

A perda de peso que você sente quando você começa a dieta 5:2 vai melhorar sua qualidade de vida em geral. As pessoas não fazem apenas essa dieta por causa da vaidade, mas também porque querem mudar a maneira como gostam da vida e porque querem uma vida saudável. Veja a seguir alguns dos diferentes benefícios que você perceberá quando participar ativamente do plano de dieta 5:2.

Benefícios conjuntos

Quando você perde peso, vai tirar a pressão das articulações. Isso reduzirá dores e dores e ajudará a preservar a cartilagem das articulações, minimizando o desgaste. Preservar a articulação e a cartilagem pode ajudar a prevenir problemas como artrite. Atividades atléticas de baixo impacto são melhores para aqueles que já têm problemas nas articulações. Apenas 1 quilo de perda de peso é como tirar 4 quilos de estresse fora de suas articulações, assim você vai fazer muito para ajudar suas articulações com esta dieta.

Benefícios Cardíacos

Perder peso e gordura pode ajudar a reduzir a pressão arterial, diminuir o colesterol e melhorar a função cardiovascular. Quando seu coração está bombeando e funcionando conforme é necessário, você pode realizar todas as suas atividades diárias com mais facilidade. A doença cardíaca é a principal causa de morte nos Estados Unidos, portanto, reduzir suas chances de doença cardíaca é um dos maiores presentes que você pode dar a si mesmo.

Prevenção da apneia do sono

A apneia do sono está relacionada a problemas como obesidade, pressão alta e colesterol alto. Perder peso e mudar seu estilo de vida pode ajudá-lo a combater problemas com apneia do sono e insônia, e pode ajudá-lo a ter uma boa noite de sono para que você se sinta mais energizado todos os dias. A apneia do sono afeta 18 milhões de pessoas na América, e você pode ser uma pessoa a menos se essa dieta ajudar a eliminar seus problemas atuais de apneia do sono.

Melhor autoestima

A perda de peso irá melhorar sua autoestima, porque você vai gostar da sua aparência e sentirá a força interior porque realizou as metas que definiu para si mesmo. Você vai se sentir mais forte como pessoa, mais feliz com a forma e a figura do seu corpo, e com configurações mais confiantes e em grupo.

Perder peso também pode ajudar a aliviar alguns dos sintomas da depressão, especialmente para aqueles que estão realmente chateados ou envergonhados de seu peso atual.

Energia aumentada

Perder peso vai ajudar você a ter mais energia ao longo do dia. Isso ajudará você há passar cada dia com mais estímulo e poderá adicionar alimentos e exercícios à dieta para ajudar a aumentar ainda mais sua energia enquanto faz dieta.

CAPÍTULO 5: RECEITAS DO DIA DE JEJUM

Café da manhã

Receitas do café da manhã do dia de jejum comaté 100 calorias

Estas são todas ótimas opções saudáveis que você pode experimentar quando você tem bastantes calorias para sacrificar, e você pode misturar as frutas e nozes que você colocou em todas as refeições. Aqui estão 5 opções de café da manhã com menos de 100 calorias que você vai querer experimentar nos dias em que estiver jejuando e não quiser gastar sua contagem de calorias em uma única refeição.

Yogurte Frutas

Pegue um pote de yogurt light que contenha menos de 100 calorias e adicione alguns morangos ou um punhado de amoras, e você terá uma refeição com menos de 100 calorias.

Pão de Trigo, Banana e Manteiga de Amêndoa

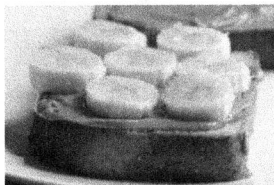

Com pão de trigo de baixa caloria você pode pegar uma única fatia, passar uma colher de sopa ou menos de manteiga de amêndoa e cortar pedaços de banana para cobrir o topo, tendo um pão por menos de 100 calorias.

Ovo cozido e uma laranja

Prepare os ovos cozidos com antecedência e pegue um com uma laranja enquanto sai pela porta para um café da manhã rápido e com poucas calorias. Calorias totais: cerca de 100.

Queijo Cottage e Morangos

Misture metade de uma xícara de chá de queijo cottage sem gordura, juntamente com alguns morangos picados para uma refeição cheia de cálcio. Total de calorias em torno de 90.

Sanduíche de Muffininglês com clara de ovo

Pegue um muffin inglês de gordura reduzida e sódio integral e adicione uma clara de ovo.Cubra a clara de ovo com uma fatia de tomate. Total de calorias em torno de 100.

PadThai- curry de camarão

Ingredientes
95g de Cebola vermelha, cortada
100g de camarão cru
1 colher de chá de pasta de tamarindo
1 pequeno punhado de folhas frescas de coentro
Para a pasta masala
1 colher de chá de sementes de coentro
1 1/2 colher de chá de açafrão
1/2 colher de chá de sementes de cominho
1 dente de alho
1 pimentão vermelho seco

- Primeiro, faça a pasta masala adicionando todos os ingredientes damasala a um processador de alimentos. Coloque100ml de água para fazer uma pasta fina.
- Coloque a pasta juntamente com a cebola, camarão, pasta de tamarindo e metade do coentro numa panela. Deixe ferver e cozinhe por aproximadamente 8 minutos, até que os camarões estejam cozidos e o molho tenha engrossado.

- Sirva guarnecido com o coentro restante.
  Calorias: 140

Sopa de macarrão quente e azedo

Ingredientes
250ml de caldo de galinha
250 ml de água
1 Colher de Sopa(25g) de pasta de miso
3 cebolinhas, descascadas e desfiadas
½ cenoura, descascada e cortada do tamanho de um palito de fósforo
½ vara de limãograss (capim limão), picado bem fino
Gengibre pequeno, descascado e cortado do tamanho de um palito de fósforo
1 pimentão vermelho, sem sementes e cortado em anéis
100g de cogumelos, lavados e fatiados
Macarrão konjac 200g
1 colher de chá de vinagre de arroz

• Em uma panela coloque o caldo de galinha, água e pasta de miso para ferver suavemente. Adicione as cebolinhas, cenoura, capim-limão, gengibre, pimenta e cogumelos. Cozinhe suavemente por 10 minutos.

• Escorra o macarrão por uma peneira e enxágue sob a água fria por cerca de um minuto. Coloque o macarrão em uma frigideira grande e aqueça em fogo alto por 5-7 minutos, mexendo ocasionalmente, até que o macarrão esteja seco e deixe de cozinhar.

• Transfira o macarrão para uma tigela grande. Adicione o vinagre de arroz à sopa quente e despeje sobre o macarrão. Sirva imediatamente.

Calorias: 115

HAMBURGUER DE FEIJÃO PICANTE

FAZ 4HAMBURGUERES

Ingredientes

1lata de 400g de feijão canelellini, enxaguado e escorrido

1 colher de sopa de purê de tomate

50g farinha de rosca integral

4 cebolinhas, limpas e picadas

1 dente de alho descascado e moído

1 colher de chá de flocos de pimenta

Sal e pimenta preta moída na hora

4 colheres de chá de óleo de girassol (1 colher de chá por hambúrguer)

• Use um espremedor de batatas para misturar bem os feijões. Adicione o purê de tomate, a farinha de rosca, a cebolinha e o alho esmagado. Adicione os flocos de pimenta e um pouco de sal e pimenta. Misture bem.

• Divida a mistura em 4 porções e forme em bolas. Coloque em uma assadeira ou prato. Esprema a bola com a palma da mão para formar um hambúrguer. Os hambúrgueres podem ser refrigerados nesta fase e serão mantidos refrigerados por 2 dias.

• Quando você estiver pronto para cozinhar os hambúrgueres, aqueça o óleo em uma frigideira em fogo médio. Adicione os hambúrgueres na panela e cozinhe por 3-4 minutos de cada lado até dourar. Servir quente.

Total de Calorias: 111

Fritada rápida de calda de limão com camarão e manteiga de alcaparra

Ingredientes

- *50g de manteiga, mais extra para fritar*
- *2 colheres de sopa de alcaparras picadas*
- *1 colher de sopa de salsa crocante picada*
- *4 filés de linguadodesossado*
- *2 colheres de sopa de farinha*
- *1 pitada de pimentacaiena*
- *57g de camarãomarrom*
- *Pimentabranca*
- *½ limão*
- *Batatas cozidas, para servir*

Este peixe é perfeito servido com batatas cozidas e salada.

Método

1. Derreta a manteiga em uma panela pequena. Adicione as alcaparras e aqueça por alguns minutos, em seguida, misture a salsa e reserve.

2. Enxugue o peixe com papel de cozinha e reserve. Polvilhe a farinha em um prato grande e tempere com a pimenta caiena, sal e a pimenta branca. Coloque o peixe na farinha para cobrir levemente os dois lados.

3. Aqueça 20g de manteiga numa frigideira grande e uma vez formando a espuma, adicione o peixe com o lado da pele para baixo. Frite por 2 minutos, vire e frite por mais 1-2 minutos até que esteja frito.

4. Adicione os camarões à manteiga de alcaparra, tempere com pimenta e um pouco de limão; aqueça suavemente. Sirva com o peixe e as batatas cozidas.

Calorias 28

CAPÍTULO 6: UM MÊS DE PLANO DE REFEIÇÃO DOS DIAS DE JEJUM

Este capítulo inclui 10 planos de refeições em jejum, o suficiente para cinco semanas do seu dia de jejum. Com a variedade de alimentos combinada com as receitas do dia em jejum incluídas neste livro para você poder misturar as coisas, você deve ter uma grande quantidade de poções para tornar seus dias de jejum fáceis de seguir e saborosos.

DIA RÁPIDO PLANO 1
Café da manhã: Sachê de mingau de aveia Quaker (40g) - 255 calorias
Jantar: Salada de beterraba e queijo feta - 125

- beterraba (50g) - 13 calorias
- queijofeta (30g) - 83 calorias
- espinafre (60g) - 29 calorias
- suco espremido de 1 limão - 0 calorias

Lanche: Maçã fatiada com 1 colher de sopa de manteiga de amêndoa – 145
Total de calorias somadas: 525

DIA RÁPIDO PLANO 2

Café da Manhã: Ameixas doces e yogurte - 145 calorias

- 100g de yogurte natural de baixo teor de gordura - 65 calorias
- 2 ameixas - 60 calorias
- 1 colher de chá de mel - 20 calorias

Jantar: Ryvita e fatias de atum - 253 calorias

- 2 x pães crocantes originais Ryvita - 70 calorias
- maionese de atum (60g) - 171 calorias
- rúcula (70g) polvilhado por cima - 12 calorias
- pimenta preta rachada - 0

Lanche: Sopa de missô - 32 calorias

Total de calorias somadas: 430

DIA RÁPIDO PLANO 3

Café da Manhã: Ovo cozido e espargos - 90 calorias

- 1 ovo - 70 calorias
- 5 pedaços de espargos - 20 calorias

- sal e pimenta para temperar

Jantar: Hambúrgueres da Turquia com espiga de milho - 328 calorias

- peru picadinho batido com ovo pequeno, cebolinha, alho e pimenta (111g) - 172 calorias
- 1 x espiga de milho - 156 calorias

Lanche: Algumasuvascongeladas- 60 calorias

Total de calorias somadas: 478 calorias

DIA RÁPIDO PLANO 4

Café da Manhã: Pacote de Biscoitos Belvita de Café da Manhã (muesli) - 228 calorias

Jantar: Legumes assados com mlho balsâmico - 261 calorias

- ½ abobrinha, ½ beringela, ½ abóbora, ½ pimentão vermelho - 247
- 1colher de sopa devinagre balsamico- 14 calorias
- suco de um limão espremido- 0 calorias

Lanche: Pote de geléia sem açúcar da Harley - 4 calorias

Total de calorias somadas: 493

DIA RÁPIDO PLANO 5

Café da Manhã: omelete de espinafre - 160

- 2 x ovos - 140
- folhas de espinafre(60g) - 20
- sal e pimenta - Sem calorias

Jantar: Homus e crudités- 175 calorias

- Homus (40g) - 123 calorias
- uma tigela média cheia de cenouras, pepino, pimenta crua - 52 calorias

Lanche: Feijão Edamame (60g) e sal grosso - 84 calorias

Total de calorias somadas: 419

DIA RÁPIDO PLANO 6

Café da Manhã: Banana eyogurt de baixa gordura - 177 calorias

- 100g de yogurt natural de baixa caloria - 65 calorias
- 1 x banana - 112 calorias
- pitada de canela - Sem calorias

Jantar: Peitos de peru com espinafre murcho - 216 calorias

- 1 x filé de peito de peru (125g) - 175 calorias

- 1xícara de chá deespinafre, cozido e temperado comsal - 41 calorias

Lanche: 10g depipoca - 59 calorias
Total de calorias somadas: 452
DIA RÁPIDO PLANO7
Café da Manhã: Maça, cenouraebatido de gengibre - 107 calorias

- 1maça - 55 calorias
- 1cenoura - 52
- gengibre cru - Sem calorias

Jantar: Pizza pitta - 178 calorias

- Pitta de farinha integral - 106 calorias
- 25g queijoPhiladelphia extra ligth- 40 calorias
- 1tomate - 32 calorias
- ervas misturadas- Sem calorias
- sal e pimenta - Sem calorias

Lanche: 100g mirtiloe um punhado de amêndoas- 137 calorias
Total de calorias somadas: 422
DIA RÁPIDO PLANO8
Café da Manhã: Uma tigela de frutas misturadas - 115 calorias

- morangos (100g) - 30 calorias

- framboesas - (100g) - 28 calorias
- mirtilo - (100g) - 57 calorias

Jantar: Frango Harissa com cuscuz de legumes grelhados - 314 calorias

- 1 x peito de frango (130g) - 160 calorias
- 100g decuscus de vegetais - 139 calorias
- 1colher de sopa depasta de harissa - 15 calorias

Lanche: Pistache (Em torno de 10) - 60 calorias

Total de calorias somadas - 489 calorias

DIA RÁPIDO PLANO9

Café da Manhã: Panquecas de Leite com Mirtilo Silvestre de baixa caloria (3) - 206 calorias

Jantar: Sopa de pimentão vermelho e tomate assada com crackerbreadRyvita- 128 calorias

- 2 x crackerbreadsRyvitaoriginais - 70 calorias
- ½ x pimentão vermelho, ½ x tomate, ½ cebola, dente de alho, 1colher de sopa depurê de tomate, ½ colher de sopa

decominho, frangoOxo, Caldo de carne, ½ colher de sopa devinagre balsâmico, sal
- pimenta para temperar - 58 calorias

Lanche: 1colher de sopa desementes de abóbora e girassol - 90 calorias
Total de calorias somadas: 424 calorias
DIA RÁPIDO PLANO 10
Café da Manhã: Muesli de frutas e nozes (50g) - 190 calorias
Jantar: Pesto de salmão com couve - 293 calorias
- Filé de salmão(100g) - 180 calorias
- 3colheres de sopadepesto verde- 80 calorias
- couve cozida no vapor, adicione pimenta preta (100g) - 33 calorias

Lanche: 60g decerejas geladas - 23 calorias
Total de calorias somadas: 506 calorias

Capítulo 7: RECEITAS SAUDÁVEIS PARA DIAS DE NÃO JEJUM: Café da Manhã

Receitas de Café da Manhãpara os dias de não jejum. Em torno de 500 Calorias

Sanduiche de MuffinInglês com Manteiga de Amendoim e Banana

- Espalhe cada metade de um muffin inglês inteiro torrado com 1 colher de sopa de manteiga de amendoim
- Cubra cada metade com ¼ de banana cortada em rodelas
- Adicione um punhado de mirtilo ao prato.

Total de calorias: 406

Drink Rápido para começar o seuCafé da Manhã

Ingredientes

- *2xícara de cháde suco de abacaxi*
- *2 bananas*
- *2xícara de cháde yogurt de baunilha*
- *1xícara de cháde morangos, descascado*
- *1/4 xícara de cháde germe do trigo*
- *1colher de cháde extrato de baunilha*

Modo de Preparo

1. Em um liquidificador misture suco de abacaxi, yogurt de banana, morangos, germe do trigo e extrato de baunilha. Bata até ficar homogêneo.

Calorias: 263

Aveia cozida lentamente

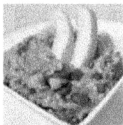

Ingredientes

- *1xícara de cháde aveia cortada em aço*
- *3 1/2 xícara de cháde água*
- *1xícara de cháde maçadescascada e picada*
- *1/2 xícara de cháde uva passas*
- *2 colheres de sopade manteiga*
- *1colher de sopa decanela moída*
- *2 colheres de sopade açúcar mascavo*
- *1colher de cháde extrato de baunilha*

Modo de Preparo

1. Coloque a aveia cortada em aço, água, maça, as uvas passas, a manteiga, a canela, o açúcar mascavo e o extrato de baunilha em fogo baixo. Mexa até dissolva o açúcar. Cubra a panela, deixe em fogo baixo

cozinhando de 6 a 7 horas (para aveia de textura mais firme) ou 8 horas (para textura mais macia).

Calorias: 208

Capitulo8: RECEITAS SAUDÁVEIS PARA DIAS DE NÃO JEJUM:Almoço
Envoltório de atum crocante

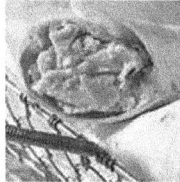

- Misture ½ lata de atum com ¼ xícara de chá de yogurt grego.
- Adicione 3 fatias de pimentão vermelho picado e um pedaço picado de aipo.
- Abra uma tortilla de grãos inteiros e adicione um punhado de folhas de espinafre ou alface romana.
- 1xícara de chádecenouras bebês (cenouras pequenas)por cima com 3 colheres de sopa deHomus por fim a primeira mistura.

Total de Calorias: 275

Burrito de feijão preto picante

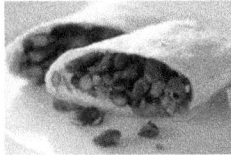

- *Abra uma tortilla de grãos inteiros.*
  - *Adicione ¼ xícara de cháchádefeijãoe½ xícara de abacatecortado em rodelas.*
  - *Espalhe ¼ de cebola vermelha pequena picada.*
  - *Um pouco de molho picante.*
  - *Uma dúzia de chips de tortilha com¼ de xícara de chá de salsa.*

Total de Calorias: 375

TomateePeru grelhadoscom queijo

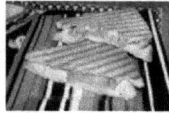

- Pulverize um chapa ou uma lancheira com óleo de oliva.
- Coloque um pedaço de pão integral.
- Adicione uma fatia de queijo provolone, 3 fatias de peru e duas fatias de tomate.
- Adicione o segundo pedaço de pão integral e pressione para baixo para cozinhar.
- Adicione uma maça à refeição.

Total de Calorias: 345

Pita Pequena de Peru

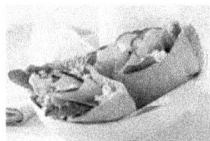

- Corte um pita de bolso ao meio e encha cada lado com 3 pedaços de rodelas de peru, 1/4de maça cortadas em rodelas, uma colher de sopa de queijo ralado e uma xícara de chá de folhas espinafre bebê.
- Coma a parte restante da maça.

Total de Calorias: 400

Cozinhando lentamente feijão fradinho picante

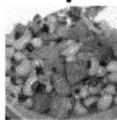

Ingredientes

- 6xícara de cháde água
- 1cubo de caldo defrango
- 450g de feijão fradinho catado e lavado
- 1cebola, picado
- 2dentes de alho, picado
- 1pimentão vermelho, sem o talo e sem as sementesepicado
- 1pimenta jalapeño, sem as sementes e picado
- 220g depresunto picado
- 4fatiasde bacon, picado
- 1/2 colher de cháde Pimenta-caiena
- 1 1/2 colher de cháde cominho
- sal, á gosto
- 1colher de cháde pimenta preta moída

Modo de Preparo

1. Coloque a água em uma panela, adicione o cubo de caldo de frango e mexa para

dissolver. Coloque o feijão fradinho, a cebola, o alho, o pimentão, a pimenta jalapeño, o presunto, o bacon, a pimenta preta, a pimenta caiena, o cominho, o sal e o pimentão. Mexa para misturar. Cubra a panela e cozinhe em fogo baixo de 6 a 8 horas até que os grãos estejam macios.

-

Calorias: 199

-

Sanduiche Vegetariano Recheado de Grão de Bico

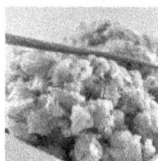

Ingredientes

- 1 (540 gramas) latagrão de bico, drenado e secos
- 1talo de aipo, picado
- 1/2 cebola, picado
- 1colher de sopa demaionese
- 1colher de sopa desuco de limão
- 1colher de cháde endro seco
- sal e pimentaá gosto

Modo de Preparo

1. Escorra e enxágue o grão de bico. Despeje o grão de bico em uma tigela de tamanho médio e amasse com um garfo. Misture o aipo, a cebola, a maionese (á gosto), o suco de limão, o endro, o sal e a pimenta á gosto.

Calorias: 259

-

-

Almôndega de peru e vegetais

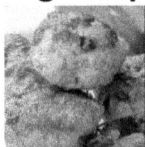

Ingredientes

- **2xícara de cháde abobrinha grosseiramente picado**
- **1 1/2 xícara de chá decebola grosseiramente picadas**
- **1 pimentãovermelho, grosseiramentepicado**
- **450gcarne de peru magra moída**
- **1/2 xícara de cháde farinha de cuscuz**

- **1ovo**
- **2 colheres de sopade molho Worcestershire**
- **1colher de sopa demostarda Dijon**
- **1/2 xícara de cháde molho barbecue, ou outro a sua preferência**

Modo de Preparo

1. Preaqueça o forno a 400 graus F (200 graus C). Pulverize 20 copos de muffincom spray para cozinhar.
2. Coloque a abobrinha, as cebolas e o pimentão vermelho em um processador

de alimentos e pulse várias vezes até ficar bem picado, mas não liquefeito. Coloque os legumes em uma tigela e misture a carne de peru moída, o cuscuz, o ovo, o molho Worcestershire e a mostarda Dijon até que estejam completamente homogêneos. Preencher cada pedaço de copos de muffincom 3/4 de xícara de chá da mistura feita. Cubra cadacopos de muffincom cerca de 1 colher de chá de molho barbecue.

3. Asse no forno pré-aquecido até que os olhos sumam, cerca de 25 minutos. A temperatura interna de uma almôndega medida por um termômetro de carne de leitura instantânea deve ser de pelo menos 160 graus F (70 graus C). Deixe esfriar 5 minutos antes de servir.

Calorias: 119

-

-

Sopa de Carcaça de Peru

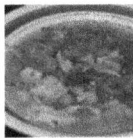

Ingredientes

- 1carcaça de peru
- 4 litros deágua
- 6batatas pequenas, picado
- 4cenouras grandes, picado
- 2talos de aipo, picado
- 1cebola grande, picada
- 1 1/2 xícara de cháde repolho picado
- 1 (793 gramas) lata detomate sem pele, picado
- 1/2 xícara de cháde cevada não cozida

- 1colher de sopa deMolho Worcestershire
- 1 1/2 colher de chá desal
- 1colher de cháde salsa secas
- 1colher de cháde manjericão seco
- 1folha de louro
- 1/4 colher de cháde pimenta preta fresca e moída
- 1/4 colher de cháde páprica
- 1/4 colher de cháde tempero para aves
- 1pitadade tomilho seco

Modo de Preparo

1. Coloque a carcaça do peru em um grande panela de sopa ou uma grande panela e coloque a água. Deixe ferver, reduza o fogo para ferver, e cozinhe a carcaça do peru até que a carne restante caia dos ossos, por cerca de 1 hora. Retire a carcaça de peru e remova qualquer carne de peru restante. Pique a carne.

2. Coe o caldo com uma peneira de malha fina em uma panela de sopa limpa. Adicione o picado de peru ao caldo; Leve-os a ferver, reduza o fogo, acrescente as batatas, as cenouras,o aipo, a cebola, o repolho, os tomates, a cevada, o Molho Worcestershire, o sal, a salsa, o manjericão, a folha de louro, a pimenta preta, a páprica, o tempero para aves, e o tomilho. Cozinhe até que os legumes estejam macios, cerca de mais uma hora. Retire afolha de louro antes de servir.

Calorias: 133

-

-

Por do Sol derretido deHomus

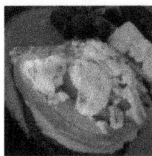

Ingredientes

- **8fatias depão multigrãos**
- **1xícara de cháde Homus**

- **2maçasGranny Smith, cortado em rodelas finas**
- **1xícara de cháde queijo cheddar ralado**

Modo de Preparo

1. Pré-aqueça o forno. Coloque o pão em uma assadeira.
2. Grelhe o pão até ficar ligeiramente torrado, 2 a 4 minutos. Com cuidado, vire o pão sobre a assadeira e coloque de volta ao forno para torrar levemente o outro lado, por 2 a 4 minutos.
3. Pegue o pão do forno e espalhe 2 colheres de sopa de Homus em cada pedaço. Coloque a maça fatias no topo do Homus e polvilhe o queijo sobre as maças.
4. Grelhe os sanduíches abertos até que o queijo esteja derretido e borbulhante,

por 3 a 4 minutos. Coloque as outras fatias de pão no topo para fazer quatro sanduíches.

Calorias: 375

-

-

Salada de Pão Panzanella Italiana

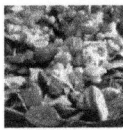

Ingredientes

- **226 gramaspão branco estilo country, cortado em cubos de 2,5 centímetros**
- **3colheres de sopa deóleo de oliva aromatizado com alho**
- **1/2 colher de cháde sal grosso**
- **1 (425 gramas) lata degrão de bico, drenado e enxaguado**
- **2xícara de cháde tomates em formato de lágrima vermelho ou amarelo, cortado ao meio**
- **1/3 xícara de cháde pimentão verde picado**
- **1/3 xícara de cháde pimentão vermelhopicado**
- **1cebola vermelha pequena, cortado em fatias de 2 centímetros**
- **10 azeitonas pretas, sem sementeecortado ao meio**
- **1/3 xícara de cháde Pasta de Manjericão**
- **1/4 xícara de chá devinagre balsâmico**
- **1colher de sopa dealecrim fresco picado**

- 1/4 colher de chápimenta preta
- 113 gramasqueijo de cabra amassado
- 1alface de folha verde ou vermelha principalmente
- 1/4 xícara de chá de pinhões torrados

Modo de Preparo

1. Preaqueça o forno a 180 graus C (175 graus C).
2. Coloque os cubos de pão com o azeite em uma tigela para cobri losuniformemente. Polvilhe com sal e misture novamente. Espalhe o pão em cubos uniformemente sobre uma assadeira, e asse no forno pré-aquecido até dourar, por cerca de 12 minutos. Retire do forno e deixe esfriar completamente.
3. Misture o grão de bico, tomates, pimentão, cebola e azeitonas em uma tigela grande. Em uma tigela separada, misture a pasta, o vinagre balsâmico, o alecrim e a pimenta. Misture os tomates com a mistura da pasta e deixe descansando em temperatura ambiente por 30 minutos à 1 hora.
4. Para servir, coloque os cubos de pão torrados e o queijo de cabra com a

mistura de tomate. Forre uma travessa com algumas folhas de alface. Rasgue a alface restante, e monte no centro do prato. Coloque com uma colher a mistura de pão sobre a alface, e polvilhar com pinhões torrados.

Calorias: 264

-
-
-
-

Capítulo 9: RECEITAS SAUDÁVEIS PARA DIAS DE NÃO JEJUM: Jantar
Bacalhau Assado de Uma Bandeja Provençal

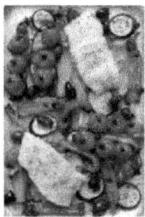

<u>Serve</u>   2

<u>Ingredientes</u>

1pimentão vermelho, sem sementes e cortado em fatias

1pimentão amarelo, sem sementes e cortado em fatias

1abobrinha grossacortado em rodelas

1cebola vermelha, descascadaecortado em rodelas

1spray para cozinhar

2 x 150g filetes de bacalhau, com a pele removida

100g tomates cerejas

30g azeitonas pretas lavadas, enxaguadas e sem semente

sucode ½ limão

1colher de sopa deorégano fresco oufolhas de tomilho
sal e pimenta

- Aqueça o forno a 200°C. Coloque os pimentões picado, abobrinha e cebola em uma assadeira rasa. Pulverize com um pouco de spray para cozinhar, tempere bem com sal e pimenta e deixe assar por 10 minutos.

- Coloque os filés de bacalhau na parte superior, tempere e pulverize com 1spray para cozinhar. Espalhe os tomates, as azeitonas e os limões em volta do peixe, e esprema o suco de limão. Polvilhe com as ervas, tempere novamente e asse por 8 a 10 minutos, até que o bacalhau tenha acabado de dar uma cor branca mais densa (isso mostra que ele está cozido). Espalhe as azeitonas e sirvaimediatamente.

Total de Calorias: 247

Um pote de mexilhões em estilo italiano

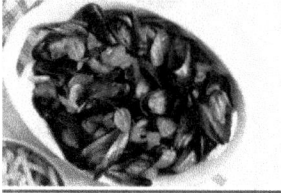

Serve 4

Ingredientes

3colher de sopa deóleo de oliva extra virgem

4filetes de anchovas em óleo

3colher de sopa de azeitona seca sem sementes, cortado em rodelas

6dente de alhos, finamentecortado em rodelas

2folhas de louro

6tomates ameixagrande, mais ou menospicados

150mlse vinho branco seco

1kgmexilhões limpos

Pão crocante ou batata frita, para servir

- Aqueça o óleo em uma panela muito grande ou panela de sopa. Adicione as anchovas e cozinhe em fogo baixo por alguns minutos, até que elas comecem a romper. Adicione as azeitonas, o alho, as folhas de louro e os tomates. Cozinhe por 5 minutos. Despeje em vinho e deixe ferver por 5 minutos.

- Adicione os mexilhões, mexa bem, cubra com uma tampa e cozinhe em fogo médio-alto por 5 minutos, mexendo a panela ocasionalmente. Uma vez que todos os mexilhões tenham aberto, sirva imediatamente em tigelas aquecidas.

Total de Calorias: 218

Solha-limão com camarão e alcaparras na manteiga

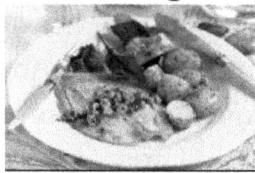

Serve: 4

Ingredientes

50g manteiga, mais extra para fritar

2colher de sopa dealcaparras, grossamentepicado

1colher de sopa desalsa encaracolada finamentepicada

4filés de sola de limão sem osso

2colher de sopa defarinha de milho

PitadadePimenta-caiena

57g camarão castanho

pimenta branca moída

½ limão

Batatas cozidas, para servir

- Derreta a manteiga na panela a pequena. Adicione as alcaparras e aqueça por alguns minutos, em seguida, misture a salsa e reserve.

- Tempere o peixe seco com pimenta cozinha e reserve. Polvilhe a farinha em um prato grande e tempere com Pimenta-caiena e sal e pimenta branca. Mergulhe o peixe na farinha para empanar levemente os dois lados.
- Aqueça um botão de manteiga numa frigideira grande e, uma vez espumando, adicione o peixe, com a pele para baixo. Cozinhe por 2 minutos, vire e cozinhe por mais 1-2 minutos até que esteja cozido.
- Adicione os camarões à manteiga, tempere com pimenta e esprema de limão; aqueça suavemente. Sirva com o peixe e as batatascozidas.

Total de Calorias: 280

Único toque de tapenade

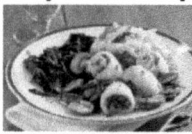

Ingredientes

8x75g aprox. Filetes de linguado, sem a pele (ou use 4x150g aprox. filés de rabo de bacalhau ou arinca, sem pele)

4colher de sopa detapenade de azeitona verde

1colher de sopa deóleo de oliva

250g cogumelos de botão castanho, cortado em rodelas ou cortado em 4

100mlvinho branco seco ouvermouth

1colher de sopa deMostarda Dijon

50g manteiga

1colher de sopa deestragão fresco, finamentepicado

Cebolinhatrituradoeespinafre murcho para servir

Prepare-os para um dia antes- apenas mantenha-se gelado na geladeira.

- Corte um quadrado de filme plástico e coloque-o em uma superfície. Coloque os filés de peixe, com o lado da pele para cima, no meio do quadrado e espalhe cada um com ½ colher de sopa de tapenade. Enrole o peixe do fim estreito à extremidade grossa e enrole o filme para envolver o peixe, formando uma forma de salsicha. Continue torcendonaslateraisfirmementeparavedar.

- Leve uma pequena panela de água à fervura, adicione o peixe e cozinhe por cerca de 7-8 minutos, até que esteja cozido.
- Enquanto isso aqueça o óleo em uma frigideira grande, adicione os cogumelos com uma generosa pitada de sal e frite por 10 minutos até dourar. Deixereservado. Aqueça o vinho e a mostarda numa panela, deixe ferver até reduzir para cerca de 3 colheres de sopa e acrescente a manteiga, um colherada de cada vez, até ficar cremoso e macio. Adicione os cogumelos cozidos e estragãosempre deixando aquecido e mexendo.
- Retire o peixe do envoltório de plástico e corte cada um ao meio. Cubra com uma colher do molho e sirva.

Total de Calorias: 283

Saudáveispimentõesrecheados

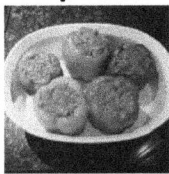

Ingredientes

- 1/2 xícara de cháde arroz integral
- 1xícara de cháde água
- 450 gramas de carne magra moída
- 2dentes de alho, picado
- 1cebola, picada
- 2pimentão verdes
- 2pimentão vermelhos
- 2pimentão amarelo
- 1 (220 gramas) lata de molho de tomate natural
- 1colher de sopa deMolho Worcestershire
- salepimenta preta moídaá gosto
- 1 (220 gramas) lata de molho de tomate natural
- 1colher de cháde Tempero italiano
- 1/4 xícara de cháde queijo parmesão ralado, opcional

Modo de Preparo

1. Preaqueça o forno a 180 graus C (175 graus C).

2. Coloque o arroz integral e água para ferver em uma panela. Reduza o fogo para médio-baixo, tampe e deixe ferver até que o arroz esteja macio e o líquido tenha sido absorvido, de 45 a 50 minutos.

3. Cozinhe a carne, o alho e a cebola em uma frigideira em fogo médio até que a carne esteja bem dourada e cebola esteja amolecida, cerca de 5 minutos.

4. Remova e descarte os topos, as sementes e as membranas do pimentão verde, vermelho e amarelo. Arrume os pimentões em uma assadeira com os lados vazados voltados para cima. Corte os pedaços dos pimentões, se necessário, para que fiquem de pé.

5. Misture a carne moída, o arroz cozido, um molho de tomate, Molho Worcestershire, sal e pimenta em uma tigela. Coloque uma quantidade igual da mistura em cada pimentão. Misture o restante molho de tomate e tempero italiano em uma tigela e despeje sobre os pimentões recheados.

6. Asse no forno pré-aquecido, regando com molho a cada 15 minutos, até que os

pimentões estejam macios, cerca de 1 hora. Polvilhe as pimentas com queijo parmesão ralado depois de assar.

-
Calorias: 291

-

-

Carne australiana e pimentas com nhoque

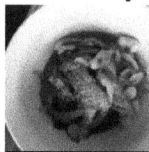

- 2 colheres de sopade óleo de oliva
- 450 gramasFraldinha, cortado em tiras
- 1cebola, finamentecortado em rodelas
- 1colher de cháde alho picado
- 1 (170 gramas) pacote decogumelos botão frescos, cortado em rodelas
- 1pimentão vermelho, cortado em tiras
- 1pimentão amarelo, cortado em tiras
- 1 (408 gramas) lata de tomatespicados
- 1colher de cháde páprica doce defumada
- 1 (450 gramas) pacote denhoque de batata

Modo de Preparo

1. Aqueça o óleo de oliva em uma frigideira em fogo alto. Adicione a carne e cozinhe até dourar por cerca de 2 minutos. Transfira a carne para uma tigela e cubra com filme plástico para manter o calor. Reserve o óleodafrigideira.

2. Reduza o fogo para médio, em seguida, misture a cebola e o alho e cozinhe até

ficar transparente por cerca de 5 minutos. Jogue os cogumelos, o pimentão vermelho e o pimentão amarelo e cozinhe até ficarem macios por mais 5 minutos. Misture os tomates e páprica. Deixe ferver a fogo médio alto. Reduza o fogo para baixo e deixe ferver até engrossar o molho por cerca de 5 minutos. Combine a carne com a mistura de tomate e mexa.

3. Enquanto isso leve um grande pote de água levemente salgada para ferver em fogo alto. Adicione o nhoque e cozinhe até que eles flutuem, 2 a 3 minutos. Escorra, depoiscoloque o nhoque no molho e sirva.

-
Calorias: 422

-

-

Taco de carne e macarrão

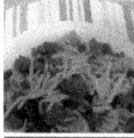

<u>Ingredientes</u>

- 1 (220 gramas) pacote demacarrão parafuso
- 1colher de sopa deóleo de oliva
- 700 gramas de coxão de fora, cortados em tiras de 0,5 centímetros
- 1 (35 gramas) pacote demistura de tempero para taco
- 3alhos esmagados
- 2xícara de cháde salsa robusto
- 1 (420 gramas) lata de feijão preto, drenado e enxaguado
- 1/2 xícara de chá deágua
- 1colher de sopa decoentro fresco picado

<u>Modo de Preparo</u>

1. Leve uma panela grande de água levemente salgada para ferver. Adicione o macarrão e cozinhe por 8 a 10 minutos ou até ficar al dente; escorra.

2. Em uma tigela pequena coloque as tiras de carne no tempero de taco até ficar bem temperados. Em uma grande

frigideira em fogo médio, aqueça o óleo de oliva. Refogue a carne e o alho até que a carne não fique mais rosada por cerca de 4 minutos. Retire com uma escumadeira e reserve.

3. Misture na frigideira a massa cozida, feijão preto, salsa e água. Cozinhe por 4 a 5 minutos. Combine com carne em uma tigela grande e sirva polvilhado com coentro.

-
Calorias: 425

-

-

Frango simples temperado com limão

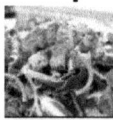

Ingredientes

- **2peitos de frangodesossados, sem pele e cortados pela metade**
- **1limão**
- **sal e pimentaá gosto**
- **1colher de sopa deóleo de oliva**
- **1pitadade orégano seco**
- **2raminhos de salsa fresca, para enfeitar**

Modo de Preparo

1. Corte o limão ao meio e esprema suco de 1/2 limão no frango. Tempere com sal á gosto. Deixe descansar enquanto aquece óleo em uma frigideira em fogo médio baixo.

2. Quando o óleo estiver quente, coloque o frango na frigideira. Enquanto frita o frango, adicione o suco de 1/2 limão, pimenta e orégano. Refogue por 5 a 10 minutos de cada lado, ou até que os sucos sequem bem. Sirva com salsa para enfeitar.

-
Calorias: 212

Peito de frangos picantes

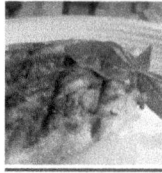

Ingredientes

- **2 1/2 colheres de sopade páprica**
- **2 colheres de sopade alho em pó**
- **1colher de sopa desal**
- **1colher de sopa decebolaem pó**
- **1colher de sopa detomilho seco**
- **1colher de sopa dePimenta-caiena moída**
- **1colher de sopa depimenta preta moída**
- **4peito de frangosem pele, desossado e cortado ao meio**

Modo de Preparo

1. Em uma tigela média, misture a páprica, alho em pó, cebola em pó, tomilho, Pimenta-caiena e pimenta preta moída. Separe cerca de 3 colheres de sopa dessa mistura de tempero para o frango. Guarde o restante em um recipiente hermético para uso posterior (para temperar peixes, carnes ou legumes).

2. Pré-aqueça a grelha em fogo médio-alto. Esfregue algumas das 3 colheres de sopa

de tempero reservadas em ambos os lados do peito de frangos.
3. Levemente óleo da grade da grelha. Coloque o frango na grelha e cozinhe por 6 a 8 minutos de cada lado, até que os sucos corram.

-

Calorias: 173

-

Lombinho de Porco Borgonha

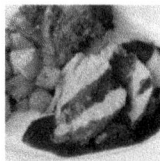

- 900 gramas lombo de porco
- 1/2 colher de cháde sal
- 1/2 colher de cháde pimenta preta moída
- 1/2 colher de cháde alho em pó
- 1/2 cebola, finamentecortado em rodelas
- 1talo de aipo, picado
- 2xícara de cháde vinho tinto
- 1 (0,25 gramas) pacotede mistura de molho marrão

Modo de Preparo

1. Preaqueça o forno a 180 graus C (175 graus C).
2. Coloque a carne de porco em uma assadeira de 22x33 centímetros, polvilhe a carne com sal, pimenta e alho em pó. Cubra com cebola e aipo e derrame vinho por cima de tudo.
3. Asse no forno pré-aquecido por 45 minutos.

4. Quando terminar de assar, retire a carne da assadeira e coloque em uma travessa. Despeje o molho em uma assadeira com vinho e cozinhe os sucos, e mexa até engrossar. Fatie a carne e cubra com o molho.

Calorias: 400

Capítulo 10: Sobremesa de baixa caloria e opções de petiscos
Barras de Cheesecake de Chocolate

Faz *16 BARRAS*

Ingredientes:

CASCA

- **5-6 folhas de biscoito integral (ou 3/4 xícara de cháde migalhas de bolacha integral)**
- **2 colheres de sopa (30g) de manteiga com ou sem sal, derretido (ou mesmo óleo de coco derretido)**

RECHEIO

- **220 gramasQueijo creme com reduzido teor de gordura, amolecido à temperatura ambiente (não use a gordura)**
- **3/4 xícara de chá (185g) de yogurt grego Chobani**
- **2ovobrancos grandes**
- **1/4 xícara de chá (50g)deaçúcar granulado**

- **2 colheres de sopa (16g) de farinha de trigo**
- **1Colher de sopa de (15ml) desuco de limão fresco**
- **2colher de cháextrato de baunilha**
- **1/2 xícara de chá (85g) de mini barra de chocolate**

1. *Modo de Preparo:*
2. *Pré-aqueça o forno a 350° F (177° C). Forre a parte inferior e as laterais de uma assadeira quadrada de 20 centímetros com folha de alumínio, deixando uma saliência em todos os lados para erguer facilmente as barras do tabuleiro antes de cortá-las. Reserve.*
3. *Fazendo a casca: Usando um processador de alimentos ou liquidificador, pulverize as bolachas em uma migalha fina. Despeje em uma tigela média e misture com manteiga derretida. Pressione no tabuleiro forrado. Asse por 8 minutos. Deixe esfriar enquanto prepara o recheio.*
4. *Fazendo o recheio: Bata o creamcheese amolecido por 1 minuto usando uma mão ou misturador de mão. Bata o yogurt, os ovos brancos, o açúcar e a farinha até que*

a mistura esteja lisa e cremosa, por cerca de 3 minutos completos. Adicione o suco de limão e baunilha, bata por mais 1 minuto até misturar tudo. Corte os pedaços de chocolate.

5. Retire a casca do forno e espalhe por cima o recheio. Asse por 25 minutos, cobrindo as barras de cheesecake na marca de 20 minutos com papel alumínio para evitar o escurecimento. Deixe esfriar por 20 minutos em temperatura ambiente e, em seguida, deixe esfriar completamente na geladeira por pelo menos três horas. Levante a folha do tabuleirocortadaemquadrados.

6. Faça a ponta adiante: Guarde as barras em um recipiente coberto por até 7 dias na geladeira. As barras podem ser congeladas até 2-3 meses. Descongele durante a noite na geladeira antes de servir...

Calorias: 128

Bolo magro de AmêndoaJoy

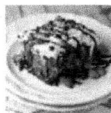

Ingredientes

- 1- 430 gramas. Mistura tripla de bolo de chocolate (Eu usei a Betty Crocker)
- 1- 380 gramas (lata) de leite de coco ligth (Eu usei uma marca com 6g de gordura por porção)
- 1ovo grande
- 1/4 xícara de chá de água
- 1colher de sopa deextrato de purêamêndoa
- 1 –25 gramasmistura instantânea de pudim de baunilha livre de gorduras e açúcar.
- 2xícara de cháde 1% deleite
- 1colher de sopa de extrato de coco
- 113 gramas de chantilly livre de gordura (CoolWhip® Free)
- 1/2 xícara de cháde flocos de coco açucarado
- 2colheres de sopa de amêndoas picadas, assadas e salgadas
- 1colher de sopa de mini gotas de chocolate

Instruções

1. Aqueça o forno a 180 graus C. Unte uma assadeira de22X33 com spray para cozinhar.

2. Em uma tigela grande, faça o bolo misturando a massa do bolo, o leite de coco em lata, o ovo, água e amêndoa. Use a batedeira para bater na baixa velocidade até ficar homogêneo. Bata na velocidade média por mais 2 minutos. Despeje a massa na forma preparada. Asse conforme indicado na caixa de mistura do bolo para uma assadeira de22X33

3. Retire o bolo do forno e deixe esfriar até à temperatura ambiente na grelha. Uma vez que o bolo esteja frio, com a parte de trás de uma alça de colher de pau, faça buracos no bolo, espaçando cerca de um 1,5 cm à parte e indo até a metade do bolo.

4. Prepare mistura de pudim batendo mistura de pudim, leite e extrato de coco juntos. Misture apenas até começar a engrossar e despeje rapidamente nos orifícios do bolo. Espalhe o topo do bolo com chantilly. Polvilhe com coco, depois picado

amêndoas e depois mini gotas de chocolate. Leve à geladeira por 2 horas ou mais antes de servir. Regue com calda de chocolate, se desejar.

Faz: 16   porções

Calorias - 253.5

Brownies

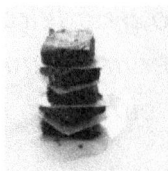

Faz: 16 BROWNIES

INGREDIENTES

- 1colher de sopa decafé instantâneo em pó ou grânulos
- 2colheres de sopa deextrato de baunilha
- ½ xícara de chá defarinha de trigo
- ½ xícara de chá de cacau sem açúcar
- ¼ colher de sopa defermento em pó
- ¼ colher de sopa desal
- 1 xícara de chá de açúcar
- ¼ de xícara de chá de óleo de semente vegetal trans-gordura(60% a 70% de óleo)
- 3ovos grandes brancos

MODO DE PREPARO

1. Pré-aqueça o forno a 180 graus C. Unte assadeira de metal 20X20 cm. Em uma xícara de chá, dissolva o café no extrato de baunilha.
2. Em um papel manteiga, misture farinha, cacau, fermento em pó, e sal.

3. Em uma taça média, misture o açúcar, o óleo vegetal, o ovo, a mistura de café até ficar bem misturado. Em seguida, misture na mistura de farinha. Espalhe na panela preparada.

4. Asse de 22 a 24 minutos ou até que o palito inserido nos brownies a 5 cm da borda saia quase limpo. Deixe esfriar na panela na grelha, cerca de 2 horas.

5. Quando esfriar, corte os brownies em 4 tiras e corte cada tira em quatro quadrados. Se os brownies são difíceis de cortar, mergulhe a faca em água quente; limpe seco, e corte. Repitamergulhando e secandoconformenecessário.

Calorias: 95

Smoothie de ameixa-Pop

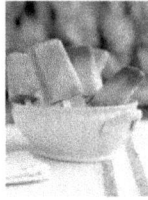

SERVE: 12

Ingredientes

- ¼ xícara de chá de açúcar
- 1colher de sopa dexarope de milho
- 450 gramasameixas sortidas
- 8colheres de sopa de suco delimãofresco
- 170 gramas deyogurt natural

1. *Modo de Preparo*
2. *Leve o açúcar, xarope de milho e 1/4 xícara de chá água a ferver em uma panela a pequena. Retire do fogo e deixe esfriar. Faça purê das ameixas, xarope resfriado, e suco de limão em dois partes, usando um liquidificador, até ficar homogêneo. Misture o purê de iogurte e ameixa em uma tigela grande.*
3. *Despeje a mistura em moldes de picolé, deixando cerca de 1 cm do topo, como a mistura irá expandir quando congela. Siga as instruções do fabricante do picolé e congelar até ficar sólido - cerca de 4 horas.*

Calorias: 50

Torta Abóbora para Diabéticos

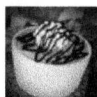

Ingredientes

- 1 (420 gramas) lata de purê deabóbora
- 1/2 xícara de cháde leite desnatado
- 1 (28 gramas) pacote instantâneo de pudim de baunilha livre de açúcar
- 1colher de cháde especiarias para torta de abóbora
- 1 (220 gramas) cobertura sem gordura congelada(chantilly)

Modo de Preparo

1. *Em uma tigela média, misture a abóbora, o leite e a mistura instantânea de pudim. Acrescente à especiaria da torta de abóbora e dobre na metade a cobertura batida.*

2. *Despeje em uma assadeira de torta de 20 centímetros e espalhe restante cobertura chanfrada por cima. Refrigere por 1 hora ou até ficar firme.*

Calorias: 110

Bolo de Cenoura II

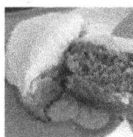

Ingredientes

- 6ovos brancos
- 1 1/3 xícara de chá deaçúcar branco
- 1xícara de cháde compota de maçã
- 1/2 xícara de cháde leite desnatado
- 1 1/2 colher de cháde extrato de baunilha
- 1/4 colher de cháde cravinho moído
- 1/2 colher de cháde noz-moscada moída
- 1colher de sopa decanela moída
- 2colheres de cháde bicarbonato de sódio
- 1xícara de cháde farinha de trigo integral
- 1xícara de cháde farinha de trigo
- 1 (220 gramas) lata de abacaxi esmagado com o suco do mesmo
- 2xícaras de chácenouras ralada
- 1/2 xícara de cháde nozes picado
- 1/2 xícara de cháde uva passas

Modo de Preparo

1. Preaqueça o forno a 350 graus F (175 graus C). Unte levemente um tabuleiro de 22 por 33 centímetros com spray sem gordura para cozinhar.

2. Em grande tigela, bata as claras dos ovos. Lentamente bata no açúcar, depois comporta de maça, leite desnatado, e baunilha. Junte o cravo, a noz-moscada, acanela, o bicarbonato de sódio e a farinha. Junte um ingrediente de cada vez, abacaxi (com suco), cenouras, nozes, e uva passas. Despeje no tabuleirountado.
3. Asse por 35 - 40 minutos no forno pré-aquecido. Fica pronto quando o palito inserido no centro sai limpo.
   Calorias: 167

Conclusão:

Depois de ler este livro, você tem todas as ferramentas necessárias para ter sucesso na dieta 5:2, como modificá-lo para atender às suas necessidades específicas e até mesmo ter muitas sugestões de receitas saudáveis para transformar seus sonhos em perda de peso em realidade. Armado com esta informação, você deve encontrar grande sucesso seguindo a dieta 5:2, ou uma versão modificada dela.

Boa sorte e feliz perdendo o peso!

Parte 2

Introdução

A dieta 5:2, também conhecida como dieta dos 2 dias, pode mudar totalmente a sua opinião sobre emagrecer e fazer dieta!

Ao contrário da crença popular, fazer seis pequenas refeições por dia pode, na verdade, ser mais negativo do que positivo para o seu corpo de acordo com o criador da dieta 5:2, o Dr. Michael Mosley.

Esta dieta se baseia no jejum intermitente como método para perder peso e viver mais. Durante cinco dias da semana você pode comer o que quiser e em dois dias não consecutivos você deve ingerir cerca de um quarto das calorias quecostuma consumir.

Embora a dieta em si seja relativamente nova, o conceito básico de jejuarpesquisado por mais de 20 anos. A dieta 5:2 mostra que se você não comer nada entre seis e oito horas, o seu corpo inicia um processo de reparo e recuperação celular, acionando também mecanismos de queima de gordura que ajudam a perder peso.

Estudos científicos sobre o jejum intermitente demonstraram e continuam demonstrando as vantagens e resultados extraordinários de longevidade, melhora da saúde e emagrecimento.

Este livro traz os prós e contras da dieta 5:2, por exemplo, o que ela é, porque foi criada, como implementá-la com sucesso, como emagrecer, ficar saudável, manter o peso ideal e ter excelente saúde para o resto da vida. Ele também inclui receitas simples e acessíveis de preparar para facilitar os seus dias de jejum!

Capítulo 1 - O que é a Dieta 5:2?

A dieta 5:2 é um método único de regime alimentar que utiliza o jejum intermitente para proporcionar a perda de peso e melhora da saúde. Ela ficou popular em 2012 através doDr. Michael Mosley, um jornalista, produtor e apresentador de televisão britânica sobre biologia e medicina.

Apesar de a dieta 5:2 ser relativamente nova, o conceito e os benefícios do jejumna saúde humana não são. Alguns dos principais cientistas do mundo estudam seus extraordinários benefícios para a saúde há mais de 20 anos.

A dieta 5:2 é diferente porque ela desafia o nosso entendimento de qual é a maneira corretade fazer uma dieta. Normalmente, para manter um estilo de vida saudável e perder peso *da maneira correta*, é importante comer regularmente (seis refeições pequenas por dia), evitar ficar com fome, consumir alimentos com pouca gordura e fazer exercícios pelo menos 30 minutos por dia.

Já a dieta 5:2 diz para você:

*Jejuar em dois dias não consecutivos da semana, reduzindo sua ingestão de calorias para cerca de um quarto do que costuma consumir (500 calorias para mulheres, 600 calorias para homens);

*Comer o que quiser cinco dias da semana;

*Fazer atividades de alta intensidade dez minutos por semana junto com exercícios de alongamento.

Por que a dieta 5:2 funciona?

O corpo humano foi feito para jejuar

Os humanos evoluíram em uma época em que abundância e escassez de alimentos se alternavam. Milhares de anos atrás, comer três a quatro refeições por dia era totalmente incomum. As tribos caçadoras-coletoras só comiam se conseguissem caçar alguma coisa ou colher alimentos no ambiente em que viviam. Portanto, jejuar fazia parte do cotidiano dos nossos ancestrais.

Ficar sem comer nada por algum tempo causa grandes mudanças a nível celular e expõe o corpo a um estresse leve, fazendo com que ele entre em modo de reparação e manutenção das células e mantendo-se mais saudável e resistente. Em ciência, esse fenômeno é chamado de hormese.

Esse processo é semelhante ao que acontece quando você se exercita.As fibras musculares são levemente estressadas (estimuladas), incham e voltam rapidamente ao estado normal, porém mais fortalecidas do que antes de você começar a se exercitar.

Você consome menos calorias

A dieta 5:2 funciona porque você consome apenas um quarto das calorias que costuma ingerir diariamente em dois dias da semana e isso significa que você poder perder quase 500 gramas de gordura por semana.

No começo vai parecer mais do que isso porque você também vai eliminar água. Mas, ao continuar fazendo a dieta 5:2, espere perder meio quilo de gordura por semana sem perda de massa muscular.

Não é a sua "dieta" normal

A dieta 5:2 funciona porque você pode comer as coisas que quiser.

Como você pode comer chocolate se estiver com vontade, essa dieta, na verdade, acaba controlando o impulso de comê-lo. Além disso, aprender a consumir boas fontes de proteínas e vegetais nos dias de jejum pode aumentar a sua vontade de comer alimentos saudáveis com maior frequência.

Exercícios de alta intensidade maximizam os seus esforços em continuar fazendo a dieta

A eficácia de exercícios de alta intensidade ainda é um novo campo de estudos. Cientistas estão mudando o enfoque atual dos exercícios físicos ao provarem que apenas dez minutos de treino de alta intensidade - três vezes por semana - podem fazer uma grande diferença.

A associação de treinos de alta intensidade com a dieta 5:2 vai estimular você a continuar fazendo a dieta.

Essa dieta não é nem um pouco complicada

A dieta 5:2 é um plano alimentar simples e fácil de seguir, pois ela não requer regras rígidas e complicadas, cálculos maçantes de calorias oucontrole da alimentação.

Ela é um estilo de vida

A dieta 5:2 vai ajudar você a perder peso, mas os benefícios de longo prazo para a sua saúde vão fazer com que você a incorpore na sua rotina. Ela diminui o risco de desenvolver várias doenças, como problemas cardíacos, câncer e diabetes.

Capítulo 2 - Por que a dieta 5:2 foi criada?

A dieta 5:2 foi criada pelo Dr. Michael Mosley, um clínico geral britânico (não praticante) que pretendia se especializar em psiquiatria, mas acabou trabalhando em televisão depois de formado.

Para a BBC, ele produziu vários programas científicos que incluíam uma grande variedade de assuntos, de neurociência à perda de peso. O Dr. Mosley é bem conhecido por seus programas sobre medicina e biologia, em particular, suas séries sobre o corpo humano.

Em 1995, ele foi nomeado *Jornalista Médico do Ano* pela Associação Britânica de Medicina.

Em 2012, o Dr. Mosley apareceu no documentário da BBC2 chamado *Horizon: Eat, Fast, Live Longer (Coma, Jejue e Viva Mais), que teve uma grande repercussão global. Naquele mesmo ano, ele tornou a dieta 5:2 popularmente conhecida.*

Por que o Dr. Mosley criou a dieta 5:2?

Dois anos antes de popularizar a dieta 5:2, o Dr. Mosley foi até o seu médico para um check-up de rotina e descobriu, por acaso, que estava com diabetes e síndrome metabólica, pois seus níveis de açúcar no sangue estavam extremamente altos.

Apesar de não aparentar sobrepeso, ele tinha gordura visceral, que fica armazenada na cavidade abdominal em volta de órgãos vitais, como pâncreas, fígado e intestinos, podendo aumentar muito as chances de desenvolver doenças cardíacas e diabetes.

O médico de Mosley queria que ele tomasse medicamentos para tratar sua doença, mas ele se recusou, pois queria descobrir uma maneira de curar o problema de forma natural. Pouco depois, Mosley começou a pesquisar métodos alternativos de cura e acabou descobrindo o conceito do jejum intermitente.

Com grande interesse pela autoexperimentação e em avaliar formas de dieta que pareciam um tanto esquisitas, o Dr. Mosley e o editor do núcleo científico da BBC (Horizon) decidiram fazer um filme onde ele faria o jejum intermitente para verificar se esse método poderia melhorar a sua saúde.

Primeiramente, ele tentou a dieta normal que aprendeu quando estava na faculdade de medicina, porém não percebeu uma melhora significativa. Em seguida, ele começou uma dieta de restrição calóricaem que o consumo diário de calorias era muito baixo, no entanto, ele achou bem difícil e praticamente impossível segui-la.

Finalmente, ele se dedicou totalmente ao jejum intermitente e começou a explorar as diferentes formas de fazê-lo. Alguns sugeriam que não se comesse por um período de 24 horas ou mais, enquanto outros recomendavam o consumo de uma refeição com baixas calorias uma vez a cada dois.

O Dr. Mosley achou que a maioria dos métodos de jejum intermitente era muito difícil seguir, tanto física quanto psicológica e socialmente, por isso ele se propôs a criar seu próprio método de jejum intermitente.

A dieta 5:2 criada por Mosley foi fundamentada em vários métodos de jejum intermitente.

Ele escolheu segundas e quintas para jejuarinspirado no profeta Maomé, que disse aos seus seguidores que jejuassem não apenas no mês do Ramadã, como também reduzissem o consumo de calorias em dois dias da semana, especificamente segundas e quintas.

O Dr. Mosley fez esse jejum por três meses, perdeu cerca de 9 quilos de gordura e o chamou de dieta 5:2. Sua gordura corporal diminuiu de 28% para 20%, seus níveis de glicose no sangue voltaram ao normal, seu colesterol baixou e sua pressão arterial melhorou.

O programa*Eat, Fast, Live Longer,*que mostrou suas experiências para recuperar a saúde, foi ao ar no verão de 2012 e foi extremamente bem aceito pelas pessoas, levando a dieta 5:2 a ficar conhecida no mundo inteiro.

Capítulo 3 - Por que o jejum é tão eficaz para perder peso e viver mais?

O Dr. Mosley estabeleceu uma meta pessoal ambiciosa para viver mais, ter uma aparência mais jovem e manter um peso saudável, acreditando que o jejum é a chave para conseguir tudo isso. Mas, por que jejuar?

Cientistas estudam o envelhecimento e a longevidade há décadas. Nos Estados Unidos, pesquisas científicas associaram alimentos à longevidade e constataram que não se trata apenas do que se come, mas também quando se come.

Durante os anos da Grande Depressão, entre 1929 e 1933, houve uma grande escassez de alimentos. Por isso, esperava-se que a expectativa de vida seria reduzida pela falta de comida, mas isso não aconteceu. Surpreendentemente, o tempo médio de vida das pessoas aumentou seis anos naquele período.

Durante a década de 1930, nutricionistas da Universidade Cornell estudaram os efeitos do jejum em animais, descobrindo que aqueles que recebiam uma quantidade significativamente menor de alimentos viviam bem mais.

Então, será que isso também poderia ser verdadeiro para os humanos?

Por que a restrição de calorias funciona?

Hoje, oitenta anos depois, a ciência está começando a comprovar que uma existe forte associação entre jejum e longevidade, e os cientistas começam a entender como o jejum pode ser muito eficaz.

O Dr. Luigi Fontana, professor de medicina da Universidade de Washington,estuda há mais de 10 anos um grupo de pessoas denominado de **CRON**ies (**C**alorie **R**estriction with **O**ptimum **N**utrition/ Restrição Calórica com Nutrição Ideal), que restringem drasticamente sua ingestão diária de calorias. Ele descobriu que essas pessoas são extremamente saudáveis, magras e vivem mais do que a média das outras pessoas.

O objetivo do Dr. Fontana é entender como as pessoas podem viver mais sem desenvolver doenças possivelmente fatais, como câncer, doenças cardíacas, diabetes, etc. Ele declarou que "a restrição calórica, sem causar desnutrição, é extremamente poderosa, pois ela pode retardar o envelhecimento e prevenir muitas doenças crônicas".

Sua pesquisacom diferentes espécies, incluindo fungos e macacos, comprovou que uma redução calórica entre 25% e 30% poderia aumentar em 50% o tempo de vida e prevenir doenças.

De acordo com Joseph Cordell, que faz parte do grupo de CRONies, a restrição de calorias funciona porque o corpo não tem que trabalhar mais quando se come menos. Ao ingerir menos comida, o organismo reconhece rapidamente que as reservas para produzir energia diminuem, portanto ele recorre a outras fontes para sobreviver, que, ao contrário da crença popular, é uma coisa muito positiva.

Quando o Dr. Luigi Fontana recomenda uma dieta de restrição calórica a um paciente, ele a inicia lentamente com uma redução de calorias entre 5 e 10%, esclarecendo que qualquer coisa que for consumida é muito importante, aconselhando também que a maior parte das calorias deva ser obtida de verduras, legumes, frutas e oleaginosas.

A restrição de calorias faz com que o corpo funcione de forma mais eficiente e não precise trabalhar mais do que o necessário. O Dr. Fontana diz que essa é principal razão pela qual os animais em dietas com restrição calórica vivem mais.

Jejuar e perder peso

Não é apenas uma questão do que você come, mas quando você come

O jejum intermitente sugere que você organize os horários das suas refeições para ajustar os períodos de jejum. O seu corpo leva entre seis e oito horas para metabolizar os estoques de glicose e começa a queimar gordura somente depois desse período. Se você continuar comendo porções pequenas de alimentos, a glicose vai continuar sendo reposta, dificultando a queima de gordura, pois o seu corpo entra em um ciclo constante para poder produzi-la e armazená-la.

Até hoje, um dos melhores estudos sobre os benefícios do jejum intermitentefoi publicado em 2012 pelo biologistaSatchidananda Pandae seus colegas pesquisadores do Instituto Salk de Estudos Biológicos.

Eles pegaram dois grupos de ratos e alimentaram cada um com uma dieta altamente calórica e rica em gordura. A única diferença em cada grupo foi *quando* os ratos podiam comer. Um grupo podia comer dia e noite, enquanto o outro só podia comer à noite, em uma janela de oito horas.

Os resultados mostraram que os dois grupos consumiram a mesma quantidade de calorias, mas aquele que tinha um tempo limitado aos alimentos ficou magro, saudável e sem sinais de inflamações crônicas ou níveis glicêmicos altos, ao passo que o grupo com tempo ilimitado engordou bastante e desenvolveu vários problemas de saúde, como altos níveis de colesterol, esteatose hepática, hiperglicemia e problemas metabólicos.

Isso significa que nós, humanos, podemos nos beneficiar se fizermos um intervalo entre as refeições. Comer constantemente pode levar ao ganho de peso e esgotamento metabólico. Pesquisadores sugerem que ter horários regulares de refeições, sem beliscar nada nos intervalos, pode ajudar a evitar doenças metabólicas e ganho de peso, concluindo que "alimentar-se por um período de tempolimitado é uma estratégia não farmacológica contra a obesidade e doenças associadas".

O equívoco mais comum em relação ao jejum e perda de peso

Pergunte qual é o melhor método para perder pesoa qualquer instrutor de academia, médico ou pessoa que trabalhe no setor de saúde e a provável resposta vai ser "três refeições pequenas por dias e um lanche leve no meio da manhã e tarde".Possivelmente você também vai ouvir que não pode ficar com fome porque o seu corpo vai entrar no "modo fome", fazendo com que ele armazene gordura.

A ideia de comer com frequência e não passar fome tem sido apoiada por fabricantes de snacks, pela comunidade médica e por dietas da moda. A razão dessa alegação é que se você não ficar com fome, você vai ter menor probabilidade de comer demais.

Entretanto, o problema é que para muitas pessoas, beliscar alguma coisa constantemente, na verdade, acaba fazendo com que elas comam demais.

O jejum parece ser bastante radical e estranho em um mundo convencido pela concepção de que se deve comer regularmente para não passar fome. A dieta 5:2 considera que os nossos antepassados são prova de que o jejum complementa as funções naturais do corpo humano. Nossos ancestrais não comiam regularmente. Eles caçavam, matavam e comiam e então passavam um período de falta de alimentos antes de comerem alguma coisa novamente.

A razão pela qual nossos corpos reagem bem ao jejum intermitenteé porque evoluímos e nos adaptamos durante milhares de anos à abundância e falta de alimentos. Nosso organismo funciona melhor com aquilo que já está acostumado.

Assim como os ratos do experimento do laboratório Salk que tinham uma dieta de abundância e falta de alimentos ficaram magros, nós também podemos manter um físico magro com uma alimentação restrita por um período de tempo.

Jejum e longevidade

O Dr. Michael disse que "jejuar não é tentar viver 140 anos, é permanecer saudável o máximo de tempo possível".

Pesquisas científicas mostraram uma forte correlação entre jejum e longevidade. A maioria delas foi realizada com animais, mas estudos recentes também incluíram humanos. Este campo de estudo ainda está em desenvolvimento, pois cientistas continuam a estudar os efeitos do jejum no envelhecimento e longevidade em humanos.

Os benefícios do jejum e longevidade baseados em pesquisas científicas

Redução dos níveis de IGF-1 e reparação celular

IGF-1 significa "fator de crescimento semelhante à insulina tipo 1" (**I**nsulin-like **G**rowth **F**actor-1). Quando você tem altos níveis de IGF-1, uma proteína produzida pelo fígado, o risco de desenvolver doenças relacionadas com a idade, como câncer de próstata, mama e colorretal é maior. Baixos níveis de IGF-1 reduzem esses riscos.

Cientistas descobriram em seus experimentos com ratos que uma dieta de restrição calóricacausava a queda dos níveis de IGF-1 eque se mantiveram baixos mesmo depois que os animais voltaram a ter uma dieta normal.

O Professor Valter Longo é um especialista em envelhecimento e estuda os mecanismos que o controlam. Um dos seus estudos sobre jejum e longevidade incluíram dois ratos. Um era grande e tinha níveis normais de hormônio do crescimento IGF-1; o outro era menor e foi geneticamente modificado para ter baixos níveis de IGF-1. O rato maior viveu doisanos, ao passo que o menor viveu 40% mais. Em termos humanos isso significaria que o rato menor viveu 30-40 anos mais que o rato maior, além de ter uma vida mais saudável com risco quase zero de desenvolver câncer ou diabetes. Mas por que isso aconteceu?

O IGF-1 faz com que as células se dividam constantemente. Quando os níveis desse hormônio diminuem, o corpo reduz a produção de novas células e se concentra em reparar as já existentes. Portanto, os danos ao DNA têm maior probabilidade de serem reparados. Por esse motivo, os ratos são menos suscetíveis a doenças relacionadas com a idade.

O Professor Longo descobriu que o alto consumo de proteínas ativa o modo "estimular" das células, onde elas crescem rapidamente para reparar os danos de maneira eficiente.

Para reduzir os níveis de IGF-1, você precisa comer menos e consumir menos proteína, mas geralmente isso não é suficiente. Uma maneira mais eficaz de diminuir o IGF-1 é através do jejum.Ciclos regulares de jejum podem, de fato,baixar os níveis de IGF-1.

No caso do Dr. Michael Mosley, um jejum detrês dias e quatro noites reduziu seus níveis de IGF-1 em 50%.

Jejuar faz com que o pâncreas descanse

Cada vez que o pâncreas descansa, ele maximiza a eficácia da insulina que produz, controlando as taxas de açúcar no sangue. Quando a sensibilidade à insulina melhora, o risco de diabetes, obesidade, doenças cardíacas e transtornos cognitivos diminuem.

Jejuar retarda o aparecimento do mal de Alzheimer, demência e perda de memória

O Professor Mark Mattson do Instituto Nacional de Envelhecimento é especialista em envelhecimento cerebral. Ele realizou um estudo com ratos que consistia de uma dieta onde períodos de jejum eram alternados com períodos de alimentação sem restrição calórica que ele chamou de "restrição energética intermitente", descobrindo que os animais viviam muito mais, o equivalente a 30 anos nos humanos, antes de terem problemas de memória.

Quando os cérebros dos ratos que fizeram jejum foram examinados, constatou-se que novas células cerebrais tinham sido produzidas, indicando que períodos de jejum faziam com que novos neurônios surgissem.

De acordo com as pesquisas de Mattson, assim como o exercício produz músculos fortes, o jejum também fortalece o cérebro, deixando o ativo por mais tempo. Estes são apenas alguns dos exemplos decomo os estudos científicos começaram a revelar os benefícios do jejum e da longevidade. Pesquisas também indicam uma correlação positiva entre jejum e inflamações crônicas, asma, regeneração de células-tronco, eczema e outras doenças.

O jejum intermitente ajuda na oxidação de gorduras

A oxidação da gordura é um processo de como o nosso corpo armazena e usa as gorduras para produzir energia. As gorduras, também chamadas lipídios, são armazenadas em moléculas grandes para depois serem usadas como energia. Com o jejum intermitente, aumentamos o nosso metabolismo, o que reduz o risco de obesidade e melhora a resistência à insulina. Também existem estudos que mostram que o consumo de chá verde pode intensificar as reações metabólicas e ajudar o nosso corpo a combater o excesso de gorduras.

O jejum intermitente melhora a saúde de maneira geral e previne doenças

O jejum intermitente pode ajudar na perdade peso e melhorar os níveis de colesterol e triglicérides. Ele também pode ajudar a prevenir câncer, diabetes, doenças cardíacas, pressão arterial alta, inflamações crônicas e AVC.

Capítulo 4 - Como a dieta 5:2 funciona?

A dieta 5:2 é uma dieta de restrição calórica que inclui o jejum intermitente modificado. Você come o que quiser em cinco dias da semana (dias de consumo normal de alimentos) e faz um jejum modificado em nos outros dois (dias de jejum). O jejum **não** deve ser feito em dois dias consecutivos.

_Observação:_Se você quiser fazer a dieta 5:2, consulte o seu médico antes de iniciar, pois ela não é indicada para algumas pessoas, como grávidas, pessoas com deficiências imunológicas, pessoas que já estão abaixo do peso, crianças, adolescentes e pessoas com transtornos alimentares. Quem tem diabetes tipo 2 também devem consultar um médico, pois esta dieta pode ajudar, mas deve ser feita sob supervisão médica.

Os dias de jejum

Antes de começar a dieta 5:2 você precisa decidir quais dias da semana – não consecutivos – você vai escolher como os dias de jejum. Nesses dias, você vai cortar a sua ingestão de calorias em cerca de um quarto das calorias que costuma consumir por dia.

As mulheres podem consumir apenas 500 calorias nos dias de jejum

Os homens podem consumir apenas 600 calorias nos dias de jejum

O Dr. Michael Mosley escolheu estrategicamente segundas e quintas para jejuar, pois nesses dias ele tinha menor probabilidade de pensar em comida.

Nos dias de jejum, ele dividiu as 600 calorias permitidas entre o café da manhã e o jantar, tomando o café da manhã às 7:30, que consistia de dois ovos mexidos e uma fatia de presunto, ou seja, cerca de 300 calorias.

Durante o dia ele bebia bastante água, chá e café preto até o começo da noite.

Às 19:30, seu jantar de 300 calorias incluía muitos vegetais frescos e um pouco de salmão. Ao fazer isso, ele jejuava 12 horas num período de 24, pois eleacreditavaque esta seria a maneira mais simples e viável de fazer o jejum modificado nos seus dias de jejum.

Você pode ajustar a sua alimentação nos dias de jejumnos horários que sejam melhores para você, mas estudos mostraram que um período mais longo de jejum pode ser mais eficiente do que distribuir as 500 ou 600 calorias entre refeições menores ao longo do dia.

Observação: Jejuar por períodos prolongados (mais de 12-14 horas) pode ser prejudicial a sua saúde e deve somente ser feito sob supervisão médica. Períodoscurtos do jejum intermitente, como sugeridos pela dieta 5:2,são ideais para a sua saúde. Tenha cuidado para não exagerar ao fazer o jejum. Faça apenas o que é recomendado pela dieta 5:2.

Os dias de consumo normal de alimentos

Você pode comer o que quiser em cinco dias da semana. É neste ponto que a maioria das pessoas começa a questionar a eficácia da dieta 5:2. Por que? Porque não parece ser possível poder comer o que quiser e, mesmo assim, emagrecer.

A Dra. Krista Varady, professora de nutrição da Universidade de Illinois, fez uma série de estudos sobre dias de jejum alternados em humanos, sugerindo um dia de jejum, um dia de consumo normal, um dia de jejum, um dia de consumo normal, e assim por diante. Nos dias de jejum, a sua recomendação era de uma dieta de 500 calorias para mulheres e de 600 para homens.

Em suas pesquisas, ela descobriu que, contanto que somente as calorias permitidas nos dias de jejum sejam ingeridas, pode-se comer tudo o que quiser nos dias de consumo normal.

Um dos seus estudos comparou dois grupos de pessoas que faziam o jejum em dias alternados. Um grupo consumiu alimentos ricos em gorduras nos dias normais, enquanto o outro ingeriu alimentos com baixo teor de gordura nos dias de consumo livre. Ela esperava verificar melhores resultados na saúde do grupo que consumiu alimentos pobres em gordura nos dias livres, mas, surpreendentemente, ela constatou exatamente a mesma redução de colesterol LDL, triglicérides e pressão arterial nos dois grupos. Ou seja, o consumo de alimentos ricos e pobres de gordura não aumentou ou diminuiu o risco de doenças cardiovasculares.

Outra coisa que surpreendeu a Dra. Varady neste estudo foi que logo após os dias de jejum, os participantes raramente comiam demais nos dias de consumo normal.

Definindo a contagem de calorias diárias

Apesar de ser permitido comer o que quiser nos dias normais sem ter que contar calorias, você pode ter interesse em saber qual é o número de calorias ideal que deve ser consumido em dias normais.

O site abaixo vai considerar a sua idade, altura, sexo e nível de atividade para calcular o consumo diário de calorias, indicando o seu IMC (Índice de Massa Corporal) ideal.

Meu consumo diário de calorias

Capítulo 5 - O que comer nos dias de jejum?

Ao decidir o que comer nos dias de jejum, você precisa se lembrar de duas coisas importantes:

Escolher alimentos que não excedam 500 ou 600 calorias;

Escolher alimentos que dão sensação de saciedade por mais tempo.

Alimentos com baixo índice glicêmicoajudam a manter uma contagem baixa de calorias nos dias de jejum e alimentos com que contêm alguma proteína vão dar mais saciedade por mais tempo.

Como o índice glicêmico funciona?

Os carboidratos estão liberados na dieta 5:2, mas o consumo dos tipos errados pode causar picos de açúcar no sangue e fazer com que você fique com fome mais rapidamente.

O índice glicêmico corresponde somente à quantidade de carboidratos dos alimentos. Proteínas e gorduras não estão incluídas.

Uma escala de 100 pontos é usada para calcular o índice glicêmico (IG) de cada alimento. Um índice baixo significa que um alimento em particular não vai causar picos de açúcar no sangue.

A quantidade de um alimento que você consome vai determinar o pico glicêmico que ele causa. Por isso, existe outro tipo de medida chamado carga glicêmica (CG).

Você geralmente vai querer evitar alimentos com índices glicêmicos acima de 50 ou carga glicêmica maior que 20.

O link abaixo apresenta uma tabela com índices e cargas glicêmicas online:

Tabela IG e CG

Algumas sugestões:

Prefira peixes e frango e limite o consumo de carnes vermelhas;

Opte por atum, camarão, tofu e outras proteínas à base de plantas;

Priorize oleaginosas, sementes, legumes;

Prefira ovos, pois eles são uma excelente escolha;

Escolha as verduras de folhas escuras e os vegetais com baixos índices glicêmicos.

Capítulo 6 – Onze dicas para ter bons resultados com a dieta 5:2

Estas onze dicas vão ajudar você a intensificar a perda de peso e estimular a adesão à dieta 5:2.Se você se comprometer a fazer essa dieta e seguir o esquema estabelecido nos dias de jejum, logo você vai começar a perceber os resultados.

Observação:O Dr. Michael Mosley disse: "Embora a dieta 5:2 funcionou para mim, isso não significa que ela vai funcionar para todo mundo, por isso mais pesquisas em humanos precisam ser feitas para provar sua eficácia".

Entretanto, os estudos com animais e humanos demonstraram resultados muitos positivos em relação ao jejum, perda de peso e longevidade, porém ainda estão em estágios muito iniciais. A ciência ainda precisa continuar estudando os efeitos do jejum em humanos para comprovar asua eficácia de forma mais consistente.

Dica 1 –Anote o seu peso e IMC atuais

Peso

Faça anotações sobre a sua dieta 5:2 em um caderno. Primeiramente, anote o seu peso inicial. Se você não tiver uma balança digital, compre uma, pois você vai precisar registrar quilos e gramas toda vez que se pesar.

Durante a dieta, pese-se uma vez por semana, na parte da manhã depois do seu dia de jejum. Não coma nada antes de se pesar. Acompanhe o seu peso, mas sem ficar neurótico. Você pode perder alguns gramas em uma semana e ganhar alguns na semana seguinte, mas não faça disso um drama. Apenas anote os números e continue fazendo a dieta.

Você também pode achar prático anotar os alimentos que consome nos dias de jejum. Isso pode ser uma motivação para você continuar seus esforços.

IMC (Índice de Massa Corporal)

O IMC indica a gordura corporal através do caçulo da sua altura e peso.

O National Heart Blood and Lung Institute tem uma calculadora de IMConline bastante prática para você usar. Basta clicar no link abaixo:

Calculadora do IMC

Essa calculadora de IMC não leva em conta sua idade ou tipo de corpo, portanto, se você quiser verificar o seu IMC ideal, consulte o seu médico ou treinador, ou acesse o site abaixo:

Meu IMC ideal

Dica 2 – Elimine tudo o que for junk food

Antes de iniciar a dieta 5:2, descarte todos os tipos de alimentos que podem deixar os seus dias de jejum ainda mais difíceis. É verdade que você pode comer o que quiser cinco dias por semana, mas, honestamente, se você estiver tentando fazer jejum e souber que tem um monte de guloseimas guardadas no armário, isso não vai ser uma tentação?

Para algumas pessoas talvez isso não seja um problema, pois elas sabem que podem consumir petiscos depois do dia de jejum. Mas se esse não for o seu caso, livre-se desses tipos de alimentos para que você não tenha vontade de comê-los.

Dica 3 – Aprenda como contar as calorias

A vantagem da dieta 5:2 é que você não precisa contar as calorias que consome todos os dias, apenas em dois deles, ou seja, nos dias de jejum, e se quiser.

Essa calculadora de calorias online pode ajudar a calcular o seu consumo de calorias nos dias de jejum:

Calculadora Calorie King

Você pode deixar tudo mais fácil se adquirir um livro de receitas para a dieta 5:2para preparar refeições com menos de 500 caloriassem precisar contar as calorias. O meu Livro de Receitas para a Dieta 5:2 pode ser útil, pois todas as receitas incluem as informações nutricionais.

Dica 4 – Prepare com antecedência sua comida para o dia de jejum

Durante a dieta 5:2,você vai ter que se organizar nos dias de jejum e planejar o que vai comer nesses dias. Se você não tiver um Livro de Receitas para a Dieta 5:2, você vai ter que calcular *comantecedência*as calorias dos alimentos que pretende comer para não exceder o seu limite. Deixar essa tarefa para o dia de jejum pode fazer com que você ultrapasse o limite de calorias permitidas, pois você provavelmente vai comer qualquer coisa que aparecer na sua frente. Para que isso não aconteça, planeje ou prepare o que vai comer antecipadamente.

Dica 5 – Faça uma lista de alimentos com poucas calorias e coloque na porta da geladeira

Faça uma lista de alimentos com poucas calorias, ou seja, alimentos com menos de 100 calorias, alimentos com menos de 50 calorias e alimentos com menos de 25 calorias. Coloque a lista na porta da sua geladeira para consultar caso você ainda não tenha consumido a sua cota de calorias nos dias de jejum.

Dica 6 – Beba bastante água

Torne a água a sua melhor amiga nos dias de jejum. Beber bastante água para se hidratar é importante em qualquer dieta. A água pode enganar a sua fome e dar a sensação de saciedade. Ela pode também ajudar a evitar torturas nos dias de jejum.

Dica 7 – Mantenha-se ocupado

A melhor maneira de fazer jejum é esquecer que você está jejuando. Se você está mais ocupado em dois dias da semana, escolha esses dias como os dias de jejum. Talvez você tenha que trabalhar mais ou por mais tempo em certos dias. Se você escolher esses dias como os seus dias de jejum, você provavelmente nem vai lembrar que está jejuando, pois as horas vão passar mais rapidamente porque você vai estar ocupado.

Contanto que você tenha alguma coisa na cabeça que não seja comida, você vai ficar bem. Se você não trabalha, inclua várias atividades nos seus dias de jejum, por exemplo,fazer compras, limpar a casa, consertar coisas ou fazer coisas na rua. Qualquer atividade vai funcionar desde que você fique ocupado.

Dica 8 – Faça do jantar nos dias de jejum o seu objetivo

Se você seguir um esquema de jejum como o do Dr. Mosley, você vai tomar o café da manhã na parte da manhã e jantar 12 horas depois. Portanto, se o jantar for a sua segunda refeição do dia, por que não se concentrar nele?

A melhor coisa do jejum modificado é que você pode comer em um dia de jejum. Se cinco horas depois do café da manhã você começar a sentir fome, esqueça que você está com fome. Considere isso uma coisa positiva, pois você conseguiu jejuar por 5 horas! Beba mais liquido e concentre-se em chegar a 6, 7, 8 horas, sendo o jantar seu objetivo final! Pense o quanto você vai se orgulhar de si mesmo ao alcançar a sua meta. Faça desse sentimento de orgulho a sua motivação.

Você vai entender bem essa sensação se tem o costume de correr. Sim, os seus músculos podem começar a queimar e "implorar" para que você pare, mas você está disposto a chegar até o próximo poste de luz. Quando você se aproxima do poste, você procura atingir o próximo e assim por diante, pois o seu objetivo é completar a corrida sem parar.

Dica 9 – Encontre um amigo que também faça a dieta 5:2

Compartilhar a sua jornada 5:2 com alguém pode deixar a dieta mais agradávele você vai ter mais motivação. Só em saber que outra pessoa também está fazendo a dieta pode ajudar a reduzir os seus problemas de segui-la sozinho. Além disso, vocês vão poder encorajar um ao outro a manter o controle nos dias de jejum.

Discutir suas experiências, compartilhar receitas ou conversar sobre alimentos que podem ser consumidos nos dias de jejum também pode ajudar a não sair do controle. A cooperação é maior quando duas pessoas com objetivos em comum trabalham juntas para alcançá-los.

Se você não conseguir encontrar uma pessoa que esteja fazendo a dieta 5:2, use o seu caderno para anotar as coisas que come, o seu peso, como você se sente em dias de jejum, etc.

Dica 10 – Consuma com consciência

Em dias de jejum tenha noção dos alimentos que vai consumir. Saboreie e aprecie cada pedaço. Seja grato pelos alimentos que você pode comer nesse dia e ao terminar de comer, reconheça que o seu jejum é uma oportunidade valiosa para melhorar a sua saúde.

Se você enxergar o jejum da maneira correta, com raciocínio consciente, ele não vai ser um incômodo. Você pode até usar os seus dias de jejum como uma oportunidade para realizar técnicas meditativas.

O jejum é um ato de fé para muitas pessoas. Os católicos jejuam na Quaresma; os judeus jejuam no Yom Kippur, os cristãos ortodoxos gregos jejuam 180 dias por ano, os muçulmanos jejuam no Ramadã e os monges budistas fazem jejum na lua nova e na lua cheia de cada mês lunar. O jejum como ato de fé envolve sacrifício, mas é feito com foco em alguma coisa.

Se você estiver interessado em saber mais sobre meditação, eu recomendaria o best seller de Yesenia Chavan Técnicas Meditativas para Iniciantes. Ele vai ensinar exatamente como você pode praticar técnicas meditativas.

Dica 11 – Aproveite os seus dias de consumo normal de alimentos

Use os seus dias de consumo normal de alimentos como motivação para os seus dias de jejum. Só porque você está reduzindo o consumo de calorias hoje não significa que você também vai ter que reduzir amanhã.

Aproveite os seus dias de consumo normal. Coma o que quiser. Saboreie cada mordida do alimento que você está consumido. Use os seus dias de consumo normal como uma recompensa para superar os dias de jejum. Não se sinta culpado pelo que você come. Apenas aproveite!

Capítulo 7 - O que esperar da dieta 5:2?

Para ter bons resultados com uma dieta alimentar, é importante saber que tipo de experiência você vai ter ao fazê-la. Se você tiver consciência disso, a probabilidade de aderi-laserá grande quando as coisas ficarem difíceis, pois você vai saber que isso faz parte do processo.

Você pode esperar perder 450 gramas por semana

De maneira geral, você pode esperar perder 450 gramas por semana com uma dieta 5:2. Parte disso vai ser de gordura e parte vai ser de água. Você pode estabelecer uma média aproximada de 450 gramas por semana ao perder alguns gramas em algumas semanas e um pouco mais em outras semanas.

Você pode esperar mudanças no seu corpo

Poucas semanas depois de iniciar a dieta 5:2, o seu IMC vai diminuir e massa muscular magra vai começar a se desenvolver. Seus níveis glicêmicos, de IGF-1 e de colesterol devem melhoram em questão de semanas.

Suas preferências por alimentos vão mudar

Apesar de você poder comer o que quiser em cinco dias da semana, a maioria das pessoas que faz o jejum intermitente percebe alguma mudança em suas preferências por alimentos, tendendo escolher vegetais e frutas em vez de um pedaço de bolo, assim como cortes de carne mais magra e a troca de bebidas açucaradas por água.

O tamanho das suas porções fica menor

O jejum intermitente faz com que você involuntariamente ache que as porções de alimentos que são grandes demais. O tamanho das porções que você costumava comer antes de iniciar a dieta 5:2, de repente, começa parecer enorme. Os seus dias de jejum vão ensiná-lo a limitar o consumo dos alimentos e você verá as coisas de maneira diferenteem relação ao tamanho das porções.

O seu corpo vai levar um tempo para se adaptar ao jejum

Se você nunca fez jejum antes, provavelmente vai levar certo tempo para se acostumar. As pessoas que fazem o jejum intermitente geralmente dizem que quanto mais elas o fazem, mais fácil ele fica.

Se você nunca calculou as calorias que consome, isso também pode ser um pouco trabalhoso no início. Usar receitas de baixas calorias na dieta 5:2 para planejar as suas refeições nos dias de jejum vai ser a sua melhor opção ao iniciar essa dieta, pois o cálculo de calorias já está incluído em todas as receitas.

Você vai aprender a lidar com a fome

Quando você sentir fome nos dias de jejum, tente lembrar de que o seu corpo foi projetado para enfrentar a escassez de alimentos. Isso é um tipo bom de estresse para o nosso organismo.

Os ataques de fome podem ser violentos e persistentes, mas eles vão passar com o tempo. Quando você jejua de forma intermitente, os níveis de grelina - o hormônio da fome - começam a se normalizar, reduzindo a sensação de fome e estimulando a produção do hormônio do crescimento, conhecido também por GH, que retarda o envelhecimento e tem um papel importante na saúde e forma física. O GH promove o crescimento muscular e acelera o metabolismo, causando a perda de peso.

No início pode ser difícil esquecer a fome, mas quanto mais você jejuar, mais fácil vai ficar para você.

Você vai aprender a não confundir fome psicológica com fome fisiológica

Nem sempre comemos porque estamos com fome. Comemos quando estamos entediados, quando estamos postergando alguma coisa, quando estamos com medo, quando precisamos de conforto, quando estamos assistindo um filme ou em companhia de outras pessoas.

Se você sentir necessidade de comer, mas essa necessidade não estiver associada à fome fisiológica, tente dar uma caminhada ou corrida, tome um banho, beba um chá ou café sem açúcar, leia alguma coisa ou faça alguma atividade para que você pare de pensar naquilo que está incomodando.

Você vai aprender a controlar o seu corpo

Jejuar tem a ver com autocontrole. Se você estiver acostumado a deixar o seu corpo fazer tudo o que quer, ele vai agir como uma criança mimada quando você não dá aquilo que ela quer. Você precisa assumir o controle. Você quer que o seu corpo mande em você ou o contrário?

Com um pouco de disciplina e autocontrole você vai poder educar seu corpo a fazer o que você quer que ele faça. Seja paciente. Ele vai aprender suas regras. Tudo é uma questão de tempo.

Você vai saber o que significa ter uma meta

Qual é a sua meta de peso?

Quando você quer atingir a sua meta de peso?

Por que você quer perder peso?

Como você vai se sentir quando atingir a sua meta de peso?

Quais são as suas metas de saúde?

Quando você quer atingir as suas metas de saúde?

Por que você precisa melhorar a sua saúde?

Como essa dieta vai ajudar você a atingir as suas metas de saúde?

Você precisa responder esses tipos de pergunta *antes* de iniciar a dieta 5:2, pois elas serão o *impulso* derradeiro para segui-la. Quando você sabe que quer uma coisa e você realmente quer muito aquela coisa, você está disposto a fazer qualquer coisa para conseguir aquela coisa.

Você vai aprender a resistir à tentação de comer

Evite eventos sociais nos dias de jejum. Geralmente eles têm comida e se você não quer cair em tentação, evite-os.

Se você costuma dormir tarde e come alguma coisa antes de ir para a cama, considere ir para a cama mais cedo nos dias de jejum.

Se outras pessoas na sua casa não estiverem fazendo a dieta e estiverem preparando alguma outra refeição para comer, saia para dar uma caminhada ou corrida ou arrume alguma coisa para fazer no escritório. Assim, você não vai se sentir tentado pelo cheiro ou imagem da comida.

Use o bom senso para resistir à tentação de comer alguma coisa. Não vá intencionalmente a um lugar onde você vai se sentir tentado a quebrar o seu jejum.

Capítulo 8 - Dieta 5:2 e Treino de alta intensidade

"Acho que já temos dados suficientes para poder recomendar explosões curtas de exercícios de alta intensidade como uma alternativa eficiente e segura aos exercícios tradicionais, acabando com a desculpa de 'falta de tempo' para não se exercitar".

Dr. Michael Mosley

Exercícios físicos vão intensificar a sua dedicação à dieta 5:2. Ao escolher os tipos de exercíciosque podem ser praticados enquanto você faz esse tipo de dieta, considere aqueles que você gosta e quanto tempo você tem para se dedicar a eles.

A Dra. Krista Varady avaliou a eficácia do jejum em dias alternados e exercícios em quatro grupos de pessoas para ver se os exercícios ajudavam na perda peso enquantojejuavam. Seu estudo revelou que os participantes que combinaram exercícios e jejum emagreceram mais do que aqueles que apenas jejuaram.

Entretanto, o problema com os exercíciosé a quantidade de tempo necessário para fazê-los. Isso é um obstáculo enorme para muitas pessoas, pois seus horários não permitem que se exercitem tanto quanto gostariam. Se você tiver bastante tempo para se exercitar, excelente! Mas se o seu tempo for limitado, você deve considerar o treinoHIIT −Treino Intervalado de Alta Intensidade.

O que o treino HIIT tem de especial?

Na tentativa de encontrar uma maneira de se exercitar que se adequasse bem ao seu tempo limitado e que lhe proporcionasse todos os benefícios de uma malhação prolongada, o Dr. Mosley descobriu o treino HIIT.

Ele foi apresentado a Jamie Timmons, professor de medicina de precisão no King's College de Londres,que passou anos pesquisando os benefícios do treinamento de alta intensidade. Timmons acredita que apenas alguns minutos de treinamento de alta intensidade por semana podem melhorar o condicionamento aeróbico e metabólico.

O Dr. Mosley queria experimentar o HIIT pessoalmente para verificar sua eficácia, então ele fez alguns exames de sangue e iniciou o programa HIIT recomendado por Timmons.

Mosley tinha que fazer três séries de 2 minutos de pedalada suave na bicicleta ergométrica, seguidos por 20 segundos de esforço máximo.

Timmons recomendou que Mosley fizesse essa mesma série três vezes por semana (totalizando cerca de 10 minutos de treino de alta intensidade por semana) e a repetisse por quatro semanas.

Depois desse período, o HIIT apresentou um efeito positivo significativo na sensibilidade à insulina de Mosley.

Outras pessoas que fizeram o mesmo protocolo de treino simultaneamente com a dieta 5:2 relataram uma perda de peso considerável, melhora dos níveis de colesterol, redução dos níveis de IGF-1 e melhores níveis de insulina em jejum.

Atualmente, Mosley realiza o HIIT três vezes por semana juntamente com exercícios de força e flexibilidade. O seu livro *Fast Exercise (ainda não traduzido para português)* explica a eficácia do HIIT em detalhes.

Capítulo 9 - Como manter o seu peso ideal?

O Dr. Mosley perdeu 9 quilos de gordura na primeira etapa da dieta 5:2 em 2012. Como ele não queria continuar emagrecendo, ele substituiu a dieta 5:2 pela dieta 6:1 paramanter o seu peso ideal.

A dieta 6:1 determina o consumo de 600 calorias em apenas um dia por semana, assim, o processo de emagrecimento é interrompido.

Ao fazer essa dieta juntamente com o treino HIIT e exercícios de força, o Dr. Mosley consegue manter o seu peso ideal até hoje.

Ao atingir o peso ideal, você pode fazer como o Dr. Mosley, ou seja, começar a fazer uma dieta 6:1 simultaneamente com exercícios para manter o seu peso.

Capítulo 10 - Receitas com Menos de 500 calorias para Dias de Jejum
Café da Manhã

"A função do jejum é fornecer as condições ideias ao corpo para realizar o seu trabalho de cura".
Joel Fuhrman, M.D.

Refogado de Abobrinha e Tomate com Ovos e Manjericão

196 calorias por porção

Rendimento: 2 porções

Ingredientes

2 ovos

2 abobrinhas grandes, cortadas em pedaços

200 g de tomates cereja, cortados ao meio

2 dentes de alho, amassados

1 colher (sopa) de azeite de oliva

½ xícara de manjericão fresco para finalizar

Sal e pimenta-do-reino

Preparo:

Aqueça o azeite em uma panela antiaderente e adicione a abobrinha. Refogue por cerca de 5 minutos até que a abobrinhaesteja macia. Coloque os tomates, o alho, o sal, a pimenta e mexa. Cozinhe por alguns minutos.

Faça duas cavidades na mistura e quebre um ovo em cada cavidade. Cubra a panela com uma tampa e espere até que os ovos cozinhem, cerca de 3 minutos.

Finalize com manjericão fresco e sirva.

Informações nutricionais

Calorias - 196

Carboidratos - 7 g

Proteínas - 12 g

Gorduras - 13 g

Fibras - 3 g

Açúcares - 6 g

Sal - 0,25 g

Ninho de Espinafre com Ovo e Cogumelo

127 calorias por porção

Rendimento: 4 porções

Ingredientes

4 cogumelos portobello grandes

200 g de folhas de espinafre

8 tomates, cortados ao meio

4 ovos

3 dentes de alho, fatiados

2 colheres (sopa) de azeite de oliva

Sal e pimenta-do-reino

Preparo:

Preaqueça o forno a 200°C.

Distribua os cogumelos, os tomates e o alho em quatro ramequins. Tempere com um fio de azeite, sal e pimenta. Asse por 10 minutos.

Coloque as folhas de espinafre em um escorredor e despeje água fervente para murchar. Retire o excesso de água e adicione um pouco de espinafre em cada ramequim, fazendo um ninho.

Quebre um ovo sobre cada ninho de espinafre. Retorne os ramequins para o forno e asse por mais 8 minutos. Sirva.

Informações nutricionais

Calorias - 127
Carboidratos - 5 g
Proteínas - 9 g
Gorduras - 8 g
Fibras - 3 g
Açúcares - 5 g
Sal - 0,4 g

Mingau de Aveia com Morango, Banana e Canela

266 calorias por porção

Rendimento: 4 porções

Ingredientes

100 g de flocos de aveia

450 ml de leite desnatado

3 bananas, fatiadas

400 g de morangos

150 g de iogurte natural desnatado

1 colher (chá) de canela em pó e mais um pouco para finalizar

4 colheres (chá) de açúcar

Preparo:

Em uma panela média, misture a canela, a aveia, o leite, metade da porção de banana e o açúcar. Mexa e espere levantar fervura. Diminua o fogo e cozinhe por 5 minutos, mexendo sem parar.

Distribua a mistura em quatro bowls pequenos e adicione os morangos, o restante da banana, o iogurte eum pouco de canela. Sirva.

Informações nutricionais

Calorias - 266

Carboidratos - 53 g

Proteínas - 12 g
Gorduras - 2 g
Fibras - 5 g
Açúcares - 34 g
Sal - 0,24 g

Omelete-Suflê com Pimentão, Alcachofra e Manjericão

275 calorias por porção

Rendimento: 4 porções

Ingredientes

¾ de xícara de corações de alcachofra, drenados e picados

1 xícara de pimentões vermelhos assados, picados *

50 g de queijo parmesão

4 colheres (sopa) de manjericão fresco, picado

5 ovos – gemas separadas das claras

2 ovos, inteiros

1 colher (sopa) de manteiga

1 colher (sopa) de azeite de oliva

Sal e pimenta-do-reino

Preparo:

Ajuste o forno no modo grelhar.

Bata as gemas e dois ovos inteiros em um bowl.

Use um mix elétrico para bater as claras em outro bowl.

Adicione as claras batidas às gemas e misture cuidadosamente. Adicione lentamente o manjericão, o pimentão assado, a alcachofra, metade do queijo, sal e pimenta.

Aqueça a manteigae o azeite em uma panela em fogo médio. Adicione a mistura de ovos à panela e espalhe uniformemente. Cozinhe até a parte de baixo ficar levemente dourada.

Polvilhe o restante do queijo e leve a panela ao forno, grelhando por cerca de 2 minutos. Corte o suflê em quatro e sirva.

Informações nutricionais

Calorias - 275

Carboidratos - 2 g

Proteínas - 19 g

Gorduras - 21 g

Fibras - 1 g

Açúcares - 1 g

Sal - 1,01 g

*Receita de Pimentões Vermelhos Assados

Ingredientes:

- 4 pimentões vermelhos
- Azeite de oliva

Preparo:

1. Preaqueça o forno a 230°C.
2. Lave os pimentões e corte ao meio.
3. Retire as sementes e os cabos.

4. Coloque os pimentões com a pele para baixo em uma assadeira untada com azeite.
5. Asse por cerca de 10-15 minutos, até a pele ficar bem chamuscada.
6. Retire do forno e coloque em um saco de papel por aproximadamente 10-15 minutos. Isso faz com que o vapor facilite a remoção da pele.
7. Deixe esfriar.
8. A pele vai ser facilmente removida.
9. Corte as metades em tiras ou da maneira que quiser.

Fritada de Ricota, Abobrinha e Espinafre

211 calorias por porção

Rendimento: 4 porções

Ingredientes

350 g de abobrinha, fatiada

200 g de folhas de espinafre

125 g de ricota

6 ovos

1 cebola amarela, fatiada

1 colher (chá) de pimenta malagueta em flocos

1 colher (sopa) de azeite de oliva

Sal

Preparo:

Aqueça o azeite em uma panela, adicione a cebola e refogue até ficar translúcida. Coloque a pimenta e a abobrinha, cozinhe por 5 minutos.

Coloque o espinafre em um escorredor e despeje água fervente para murchar. Retire o excesso de água e espalhe o espinafre na panela. Cubra com a ricota.

Ajuste o forno no modo grelhar. Bata os ovos, tempere com sal, despeje na panela e cozinhe até quase firmar.

Coloque a mistura de ovos no forno para grelhar. Sirva.

Informações nutricionais

Calorias - 211

Carboidratos - 6 g

Proteínas - 15 g

Gorduras - 15 g

Fibras - 3 g

Açúcares - 5 g

Sal - 0,5 g

Salada Matinal de Grapefruit com Pistache

107 calorias por porção

Rendimento: 2 porções

Ingredientes

1 grapefruit rosa

1 grapefruit branco

1 colher (chá) de pistache

1 colher (sopa) de calda de agave

Preparo:

Separe os grapefruits em gomos, distribuía em dois bowls e cubra com pistache e calda de agave.

Informações nutricionais

Calorias - 107

Carboidratos - 21 g

Proteínas - 2 g

Gorduras - 1 g

Fibras - 2 g

Açúcares - 12 g

Sal - 0 g

Omelete com Tomate Seco e Queijo Feta

266 calorias por porção

Rendimento: 1 porção

Ingredientes

1 vidro de tomate seco, picado

25 g de queijo feta, esfarelado

2 ovos, batidos

1 colher (sopa) de azeite de oliva

Sal e pimenta-do-reino

Preparo:

Aqueça o azeite em uma panela. Bata os ovos em um bowl com sal e pimenta e coloque na panela.

Quando o ovo firmar, coloque ostomatese o queijo em metade da omelete. Dobre.

Cozinhe por mais um minuto e sirva.

Informações nutricionais

Calorias - 266

Carboidratos - 5 g

Proteínas - 18 g

Gorduras - 20 g

Fibras - 1 g

Açúcares - 4 g

Sal - 1,8 g

Receitas com Menos de 500 calorias para Dias de Jejum

Jantar
"Eu jejuo para ter maior eficiência física e mental".
Platão

Salada de Avocado e Caranguejo

419 calorias por porção

Rendimento: 4 porções

Ingredientes

450 g de carne de caranguejo (mistura de carne branca e marrom)

12 tomates-cereja

1 avocado, cortado longitudinalmente

150 ml de Crème Fraîche*

110 g de rúcula

Suco de 1 limão siciliano

3 colheres (sopa) de azeite de oliva

Sal

Preparo:

Misture bem a carne de caranguejo, o crème fraîche, o sal, e metade do suco de limão até ficar homogêneo. Reserve.

Misture a rúcula, o avocado e os tomates em um bowl grande. Despeje o restante do suco junto com o azeite.

Coloque a salada em um prato e coloque a mistura de carne de caranguejo por cima. Sirva.

Informações nutricionais

Calorias - 419

Carboidratos - 48 g

Proteínas - 25 g

Gorduras - 34 g

Fibras - 3 g

Açúcares - 2 g

Sal - 1,24 g

*Receita de crème fraîche

Ingredientes:

. 240 ml de creme de leite fresco

. 30 ml de iogurte natural

Preparo:

. Misture o creme de leite com o iogurte. Cubra com o recipiente de vidro com filme plástico e deixe repousar à temperatura ambiente, entre 20°C e 25°C até engrossar, cerca de 12 horas. Em seguida, leve para geladeira para resfriar. A mistura continuará a espessar na geladeira. Mantenha na geladeira por no máximo 1 semana.

Assado de Salmão e Brócolis à Moda Oriental

310 calorias por porção

Rendimento: 4 porções

Ingredientes

4 filés de salmão, com pele
1 cabeça de brócolis, somente os floretes
1 maço pequeno de cebolinha verde
2 colheres (sopa) de molho shoyu light
Suco de ½ limão siciliano, corte a outra metade

Preparo:

Preaqueça o forno a 200°C. Coloque o salmão em uma assadeira. Deixe um espaço entre os filés.

Coloque o brócolis na assadeira ao lado dos filés. Despeje o suco de limão sobre os filés e o brócolis e coloque o limão cortado na assadeira.

Cubra com metade da cebolinha e regue com azeite. Leve ao forno por 15 minutos.

Retire a assadeira, regue com o molho shoyu e volte ao forno por mais 4 minutos. Finalize com o restante da cebolinha. Sirva.

Informações nutricionais

Calorias - 310
Carboidratos - 3 g
Proteínas - 35 g
Gorduras - 17 g
Fibras - 4 g
Açúcares - 3 g
Sal - 1,6 g

Frango Cremoso com Ervas

298 calorias por porção

Rendimento: 5 porções

Ingredientes

750 g de coxas de frango, sem pele, desossadas, cortadas em pedaços grandes

175 g de Crème Fraîche*

400 ml de vinagre de maça

1/3 de xícara de salsinha fresca, picada

1 colher (sopa) de folhas de tomilho fresco

2 colheres (sopa) de mostarda em grão

2 cebolas, fatiadas

3 dentes de alho

1 colher (sopa) de azeite de oliva

Brócolis no vapor para servir

Sal e pimenta-do-reino

Preparo:

Aqueça o azeite em uma panela. Adicione o frango e cozinhe por 3 minutos de cada lado até dourar. Retire com uma escumadeira e adicione a cebola e o alhoà panela. Refogue por 3 minutos. Despeje o vinagre e espere levantar fervura. Volte o frango para a panela. Tampe e cozinhe em fogo baixo por 10 minutos.

Adicione a mostarda, o crème fraîche e as ervas. Espere levantar fervura e adicione sal e pimenta. Sirva com brócolis no vapor.

Informações nutricionais

Calorias - 298

Carboidratos - 8 g

Proteínas - 34 g

Gorduras - 12 g

Fibras - 2 g

Açúcares - 6 g

Sal - 0,6 g

* Receita de Crème fraîche – consulte Salada de Avocado e Caranguejo

Steak ao Molho Barbecue

358 calorias por porção

Rendimento: 4 porções

Ingredientes

4 bifes de filé mignon ou cordeiro
1 cebola, picada
3 colheres (sopa) de molho inglês
2 colheres (sopa) de vinagre de vinho tinto
2 colheres (sopa) de açúcar mascavo
150 ml de ketchup
6 colheres (sopa) de óleo de girassol
Sal e pimenta-do-reino

Preparo:

Aqueça um pouco de óleo em uma panela em fogo médio. Pincele os bifes com mais um pouco de óleo, tempere os dois lados com sal e pimenta. Cozinhe até ficarem macios.

Para o molho, aqueça o restante do óleo, adicione a cebola e cozinhe até ficar transparente. Adicione os outros ingredientes e cozinhe em fogo baixo por 5 minutos.

Despeje o molho sobre a carne e sirva.

Informações nutricionais

Calorias - 358

Carboidratos - 23 g
Proteínas - 38 g
Gorduras - 14 g
Fibras - 1 g
Açúcares - 21 g
Sal - 2.13 g

Fajitas de Camarão com Molho Cremoso de Avocado

320 calorias por porção

Rendimento: 2 porções

Ingredientes

225 g de camarões grandes

1 colher (sopa) bem cheia de sour cream*

1 avocado, picado grosseiramente

1 pimentão vermelho, sem sementes e fatiado

1 maço pequeno de coentro, picado

6 dentes de alho, amassados

1 pimenta vermelha, sem sementes e picada

Suco de 2 limões siciliano

1 limão siciliano, cortado em cunhas para servir

4 tortilhas de farinha integral

1 colher (sopa) de azeite de oliva

Um punhado grande de folhas verdes para servir

Sal a gosto

Preparo:

Misture metade do alho, metade do suco, metade da pimenta, metade do coentro e o sal em um bowl. Adicione os camarões e mexa bem.

Coloque o abacate, um pouco de sal, o sour cream, o restante da pimenta, do alho e do suco em um processador e bata. Coloque o restante do coentro.

Aqueça o azeite em uma panela e cozinhe o pimentão até ficar macio. Adicione os camarões e frite por 1 minuto de cada lado.

Distribua os camarões e a mistura de pimenta nas quatro tortilhas. Enrole as tortilhas e sirva com as folhas verdes e o creme de avocado juntamente com as cunhas de limão.

Informações nutricionais

Calorias - 320

Carboidratos - 8 g

Proteínas - 23 g

Gorduras - 22 g

Fibras - 5 g

Açúcares - 6 g

Sal - 0,6 g

*Receita de Sour Cream

Ingredientes:

. ½ xícara de creme de leite fresco

. ½ xícara de iogurte natural
. 2 colheres de sopa de suco de limão
. 1 colher de chá de sal.
Preparo:
. Bata todos os ingredientes na batedeira ou *mixer*

Almôndegas de Peru com Curry e Abacaxi

258 calorias por porção

Rendimento: 4 porções

Ingredientes

450 g de carne de peru moída

432 g de pedaços de abacaxi em calda, drenados. Reserve a calda

4 colheres (sopa) de pasta de curry suave

400 ml de leite de coco light

1 maço pequeno de coentro, picado

6 colheres (sopa) de amêndoas, moídas

1 cebola, picada

1 pedaço de gengibre fresco (5 cm), ralado

2 dentes de alho

1 colher (sopa) de óleo vegetal

Arroz basmati para servir

Sal e pimenta-do-reino

Preparo:

Coe os pedaços de abacaxi e reserve duas colheres (sopa) da calda.

Tempere a carne de peru com sal e pimenta e molde minialmôndegas.

Aqueça o óleo em uma panela e adicione as almôndegas. Frite até dourar.

Em um processador de alimentos, misture o alho, o gengibre, a cebola, o coentro e a calda de abacaxi.

Afaste as almôndegas para um dos lados da panela e adicione a mistura de alho. Cozinhe até ficar macia. Adicione a pasta de curry e misture bem com as almôndegas. Coloque as amêndoas, os pedaços de abacaxi, o leite de coco, a calda reservada, sal e pimenta e misture bem. Cozinhe em fogo brando por 10 minutos até engrossar um pouco. Sirva.

Informações nutricionais

Calorias - 258

Carboidratos - 7 g

Proteínas - 35 g

Gorduras - 11 g

Fibras - 2 g

Açúcares - 5 g

Sal - 0,88 g

Steak com Molho Picante de Ervas

303 calorias por porção

Rendimento: 2 porções

Ingredientes

2 bifes de contrafilé, 125 g cada
1 maço pequeno de salsinha fresca, picada
1 chalota, picada
2 dentes de alho
Suco de ½ de limão siciliano
2 colheres (sopa) de vinagre de vinho tinto
½ colher (chá) de orégano, seco
½ colher (chá) de pimenta em flocos
3 colheres (sopa) de azeite de oliva
Batata frita e salada para servir
Sal e pimenta-do-reino

Preparo:

Coloque o orégano, o alho, a pimenta, a chalota, a salsinha, o suco de limão, o vinagre e o azeite em um processador e bata.

Passe um pouco de azeite nos bifes e tempere com sal e pimenta. Aqueça uma panela e frite a carne por 2 minutos de cada lado. Retire da panela e reserve.

Despeje a mistura de alho sobre os bifes. Sirva.

Informações nutricionais

Calorias - 303

Carboidratos - 1 g

Proteínas - 30 g

Gorduras - 20 g

Fibras - 1 g

Açúcares - 1 g

Sal - 0,3 g

Steak Suíno com Frutas

304 calorias por porção

Rendimento: 4 porções

Ingredientes

4 bifes de lombo suíno, sem osso e gordura aparada

200 ml de caldo de galinha

2 colheres (chá) de 5 especiarias chinesas em pó

4 maças vermelhas, sem miolo e cortadas em cubos

2 colheres (sopa) de geleia de groselha

1 colher (sopa) de vinagre de vinho tinto

1 cebola roxa, cortada em cunhas

4 colheres (sopa) de óleo de girassol

Preparo:

Tempere os bifes com as 5 especiarias em pó.

Aqueça 2 colheres (sopa) de óleo em uma frigideira. Frite os bifes por 3 minutos de cada lado até dourar. Coloque em uma travessa.

Aqueça o restante do óleo, adicione as cunhas de cebola e cozinhe por cerca de 2 minutos. Adicione as maças e cozinhe por 3 minutos. Acrescente a geleia, o vinagre e o caldo de galinha. Espere levantar fervura e cozinhe em fogo brando por 8 minutos, sem tampa, até que o molho engrosse. Coloque a carne no molho para glacear.

Informações nutricionais

Calorias - 304

Carboidratos - 25 g

Proteínas - 33 g

Gorduras - 9 g

Fibras - 38 g

Açúcares - 24 g

Sal - 0,79 g

Conclusão

Parabéns por chegar ao final do livro!

Desde que decidi perder peso e ficar saudável, a minha vontade é compartilhar tudo o que aprendi com os outros. Eu me entrego de corpo e alma em todos os livros que escrevo e faço de tudo para tornar tanto a sua saúde quanto asua vida melhores!

www.ingramcontent.com/pod-product-compliance
Lightning Source LLC
Chambersburg PA
CBHW051722020426
42333CB00014B/1107